海外館藏中醫古籍珍善本輯存（第一編）

第四十五册

劉金柱　羅　彬　主編

活幼新書（二）
小兒痘疹方
種痘龜鑑
保赤彙編（一）

廣陵書社

臨證綜合類（婦科、兒科）

活幼心書（二）

〔元〕曾世榮　編次　武昌醫館　校　萩風堂藏本　宣统二年刻本

活幼心書信效方目錄下卷

後學曾世榮編次

卷之一

湯散門

湯類

卷之二

圓膏門

圓類

卷之三

丹飲門

丹類

卷之四

金餅門

一抹金三

餅類

香橘餅一　通聖餅二

䀋豉餅三

拾遺方目錄

香艾圓一　烏白圓二

旣濟解毒丹三　輕粉散四

獨聖散五　藿香托裏散六

拔毒散七　神應散八

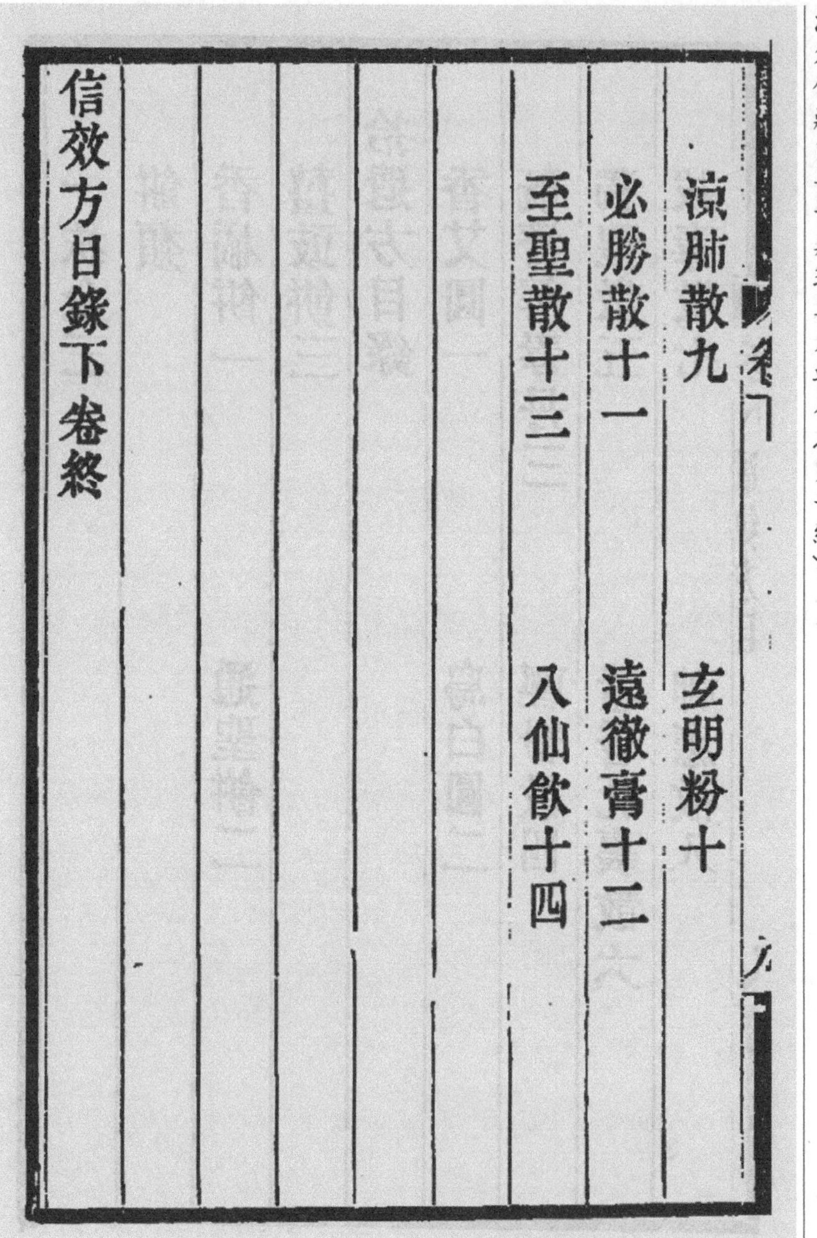

信效方目錄下卷終

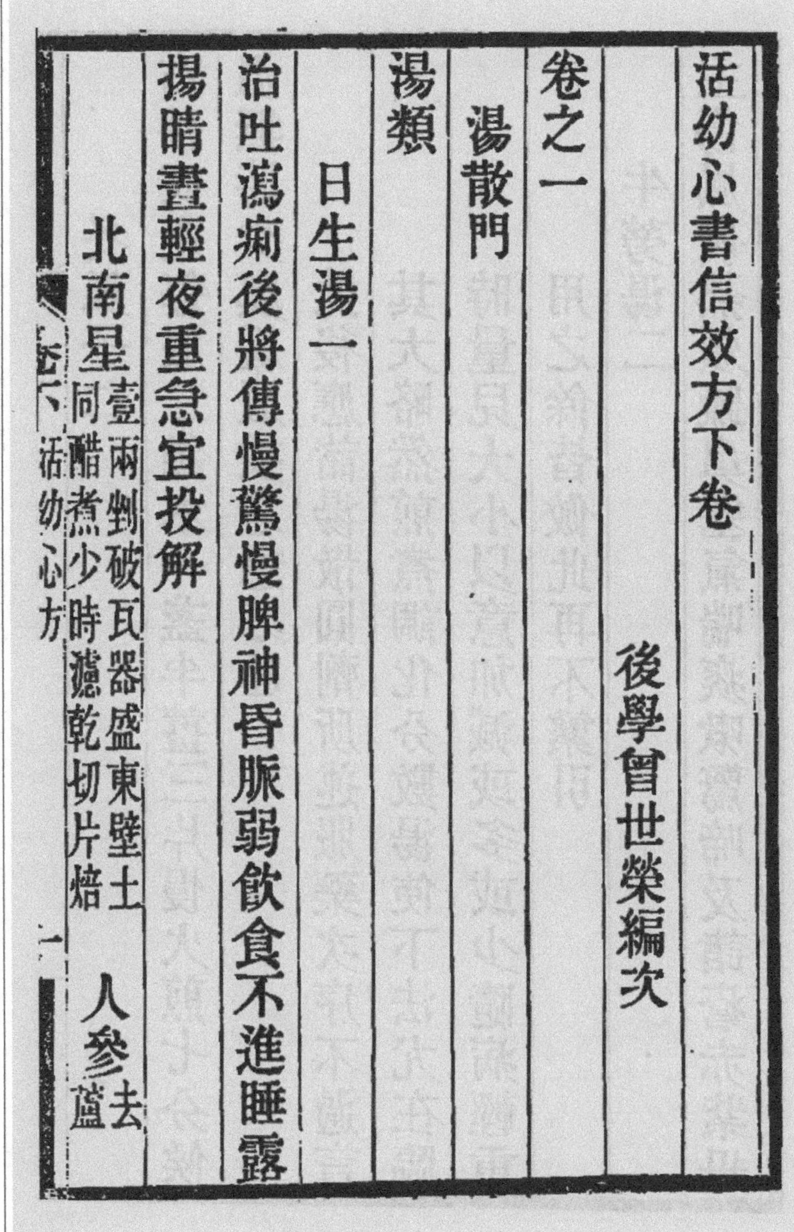

活幼心書信效方下卷

後學曾世榮編次

卷之一

湯散門

湯類

日生湯一

治吐瀉痢後將傳慢驚慢脾神昏脈弱飲食不進睡露揚睛晝輕夜重急宜投解

北南星（壹兩剉破瓦器盛東壁土同醋煮少時濾乾切片焙） 人參（去蘆）

卷下　活幼心方　一

冬瓜子仁

右件㕮咀每服二錢水一盞半薑三片慢火煎七分候溫無時少與緩服投之急必吐

此後應諸湯散圓劑所述服藥次序不過言其大略然煎煮調化分數湯使下法尤在臨時量見大小以意加減或多或少隨病輕重用之餘皆倣此再不繁引

牛蒡湯二

主傷風發熱煩躁鼻塞氣喘痰嗽驚啼及諸瘡赤紫丹

毒咽喉腫痛

牛蒡子三兩略炒研碎　大黃一兩半　防風去蘆

薄荷去老梗二味各一兩　荆芥去根老梗四兩　甘草一兩一錢半

右件㕮咀每服二錢水一盞煎七分無時溫服

黃芩四物湯三

理諸瘡丹毒赤瘤燥癢

黃芩一兩　當歸酒洗　生乾地黃

赤芍藥　川芎四味各半兩　何首烏去粗皮

草烏炮去皮　玄參三味各一錢半　甘草六錢

薄荷葉二錢

右件㕮咀每服二錢水一盞煎七分無時温服

耆歸湯四

治小兒稟賦素弱豆瘡出不快者及肝虛目視不明

黃耆一兩蜜水塗炙　當歸酒洗焙乾　白芍藥

川芎三味各半兩　甘草三錢炙

右件㕮咀每服二錢水一盞煎七分無時温服

枳實湯五

主傷風傷寒胷滿氣促咳嗽不活食多夾痰吐出

枳實去瓤剉片麥麩炒微黃　赤茯苓去皮二味各半兩　甘草六錢

半夏七錢湯煮透濾仍剉焙乾　桔梗七錢半剉炒

右件㕮咀每服二錢水一盞薑二片煎七分無時溫服

小柴胡湯六

治傷寒溫病身熱惡風胷滿脇痛煩渴嘔噦小便不利

大便秘硬能解表裏邪毒痰嗽氣喘

柴胡去蘆二兩　半夏如前製　黃芩

人參去蘆　甘草四味各七錢半

右件㕮咀每服二錢水一盞薑二片棗一枚煎七分無

時溫服或去棗加薄荷同煎

防已湯七

治感冒風溼之氣失於解表流注兩足疼痛至兩膝浮腫不能屈伸傳成癱瘓

防已去皮　黑麻黃去節存根功全表裏剉碎湯泡濾過焙乾

薄桂去粗皮三味各半兩　赤芍藥一兩　赤茯苓去皮一兩

蒼朮米泔水浸一宿去粗皮濾乾剉片用火炒至微黃色一兩　甘草炙七錢半

右件㕮咀每服二錢水一盞薑三片葱一根煎七分空心熱服或入薤白同煎

防風湯八

治急驚後餘熱未退時復手足搐掣心悸不寧及風邪中入肺經兩目視人開眨不常

防風去蘆　川芎　大黄　白芷

黄芩　甘草六味各半兩　細辛去葉二錢　薄荷葉二錢半

右件剉焙爲末每服一錢用温湯無時調服

知母湯九

治齁鼾氣喘痰鳴發熱咳嗽惡風

知母　甘草二味各半兩　貝母　羌活　滑石别研

大黄　小麥子五味各三錢　麻黄如前製　苦葶藶

訶子肉三味各一錢半　薄荷去梗二錢

右件㕮咀每服二錢水一盞薑二片煎七分無時温服

白芍藥湯十

治冷疝腹痛及誤汗誤下即壞證傷寒是也並宜先服次投對證之劑

白芍藥一兩半　澤瀉去粗皮七錢半

甘草三錢炙　薄桂去粗皮一錢半

右件㕮咀每服二錢水一盞煎七分空心温服誤汗誤

下加人參、南木香各二錢。臍下痛，入生薑及鹽同煎。加鈎藤亦好。

茯苓厚朴湯十一

主傷寒傷風，夾痰嘔逆，並吐瀉後喉涎牽響，飲食減少，脾胃氣虚。

白茯苓去皮　半夏如前製，二味各七錢半　甘草三錢，炙

厚朴五錢，去粗皮，剉碎，每一斤用生薑一斤薄片切，爛杵拌勻，釀一宿，慢火炒乾用

右件㕮咀，每服二錢，水一盞半，薑三片，煎七分，無時温服。或加棗一枚，去核同煎。

茯神湯十二

治心氣不足虛而驚悸日常煩哭及嬰孩生下羸瘦多驚宜子母同服自然有效

茯神去皮木根一兩　人參去蘆半兩

甘草炙二錢　當歸去蘆尾酒洗半兩

右件㕮咀每服二錢水一盞煎七分無時溫服有微熱煩燥入麥門冬去心同煎

守中湯十三

理春夏相交陰溼氣重中傷脾胃致腹痛泄痢經久不

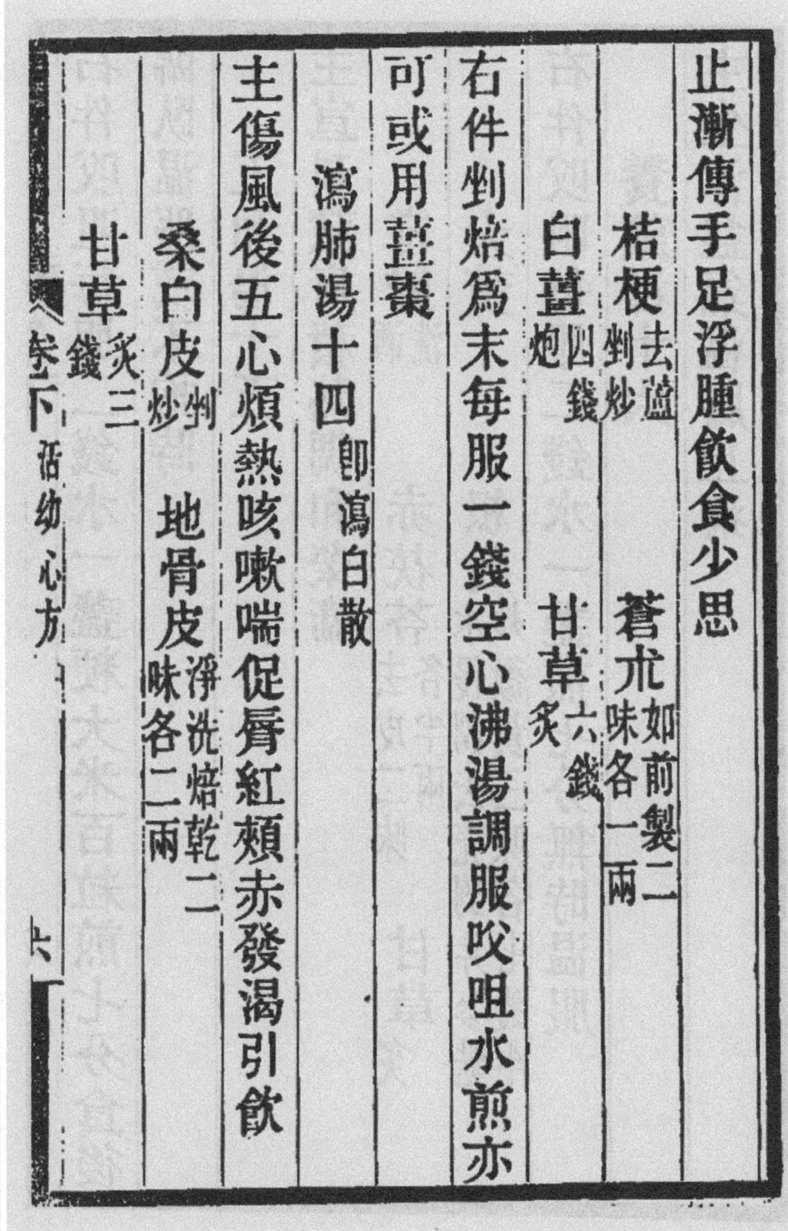

止瀉傳手足浮腫飲食少思

桔梗去蘆剉炒　蒼朮如前製二味各一兩

白薑四錢炮　甘草六錢炙

右件剉焙爲末每服一錢空心沸湯調服㕮咀水煎亦可或用薑棗

瀉肺湯十四　卽瀉白散

主傷風後五心煩熱咳嗽喘促脣紅頰赤發渴引飲

桑白皮剉炒　地骨皮淨洗焙乾二味各二兩

甘草炙三錢

右件㕮咀每服二錢水一盞粳大米百粒煎七分食後臨臥温服或不拘時

五和湯十五

主宣利藏府積熱調和榮衛

當歸酒洗　赤茯苓去皮二味各半兩　甘草炙

大黄　枳殼水浸潤去殼剉片麥麸炒微黄三味各七錢半

右件㕮咀每服二錢水一盞煎七分無時温服

養藏湯十六

主生津益氣温腸止痢

人參去蘆 甘草炙二味各二錢半 白芍藥 白朮二味各半兩
南木香 肉桂去粗皮二味各一錢 罌粟殼去蔕剉碎蜜水炒
肉豆蔻 訶子肉三味各一錢半
右件㕮咀每服二錢水一盞薑二片棗一枚煎七分空心溫服或入倉米同煎
貝母湯十七
主百日內嬰孩咳嗽有痰
貝母一兩 甘草半炙半生二錢
右件剉焙爲末每服一字或半錢用陳大米煎湯空心

調服痰盛淡薑湯調下

固眞湯十八

主吐瀉痢後胃虚脾慢四肢口鼻氣冷沈困不省人事

人參去蘆　附子湯浸炮裂去皮　白茯苓去皮

白朮　四味各二錢半　山藥去黑皮　黄耆蜜炮塗炙

肉桂去粗皮　甘草温紙裹煨透　四味各三錢

右件㕮咀每服二錢水一盞薑三片棗一枚煎七分空

心温服或無時

生地黄湯十九

治胎黃乳母服嬰兒亦可少與含嚥

生乾地黃　赤芍藥　川芎　當歸酒洗

天花粉五味各半兩

右件㕮咀每服二錢水一盞煎七分無時溫服

藿橘湯二十

治脾慢胃冷嘔吐不止

白薑二錢炮　陳橘皮去白一兩　粉草炙三錢

右件剉焙爲末每服半錢或一錢用溫棗湯調化空心少與緩服

理中湯二十一

主温脾煖胃冷吐冷瀉及治氣虚中寒腹痛

人參去蘆 白朮二味各一兩 乾薑泡 粉草炙二味各二錢半

右件剉焙爲末每服半錢或一錢用温白湯空心調服

桂枝湯二十二

治太陽中風陽浮而陰弱陽浮者熱自發陰弱者汗自出嗇嗇惡寒翕翕發熱鼻鳴乾嘔者

桂枝去粗皮 芍藥二味各一兩半 甘草一兩

右件㕮咀每服二錢水一盞薑二片棗一枚煎七分不

㕮時温服

麻黄湯二十三

治傷寒頭疼發熱身痛無汗喘滿又治太陽病脈浮緊無汗發熱身痛八九日表證不解者

麻黄去根節一兩半　桂枝去粗皮一兩　甘草半兩

杏仁三十五粒湯泡去皮

右件㕮咀每服二錢水一盞煎七分無時温服

獨活湯二十四

治驚癱鶴膝及中風溼日久致腰背手足疼痛晝輕夜

重及四肢痿痺不仁

川獨活黄色如兔眼者佳半兩　當歸酒洗　白朮

黄耆蜜水塗炙　薄桂皮去粗　川牛膝酒洗五味各二錢半

甘草炙三錢

右件㕮咀每服二錢水一盞薑三片薤白一根煎七分

空心熱服或無時

五黄湯二十五

主解利徧身癰癤惡核發熱及丁黄腫毒丹瘤

黄耆一兩生用　黄連　黄芩　黄檗

大黄四味各二錢半

右件㕮咀每服二錢水一盞蜜一大匙煎七分無時温服

化毒湯二十六

解風熱上攻咽喉腫痛飲食不便

桔梗剉炒半兩　薄荷葉　荆芥穗　甘草三味各二錢半

山豆根取淨皮一錢半　牙消　鵬砂　朴消

雄黄　硃砂五味各二錢

右前五味焙爲末後五味入乳鉢細杵同前藥末一處

再杵匀每用一字至半錢乾點舌上化下或以温湯濃調少與含嚥亦可

青木香湯二十七

治小兒陰莖無故而腫或痛縮初因陽明經有風熱温氣相傳所以如是法當寬此一經其證自瘉蓋陽明受病不能養其宗筋故也宜服之及咳嗽痰喘氣促

青木香去蘆　枳殼如前製二味各半兩　甘草二錢半

右件㕮咀每服二錢水一盞煎七分無時温服

排風湯二十八

治中風狂言失音不語精神昏困驚癱鶴膝等證及𤺋痪才癒後偶感外風滿面徧體虚浮並宜可服

白鮮皮　白朮　白芍藥　薄桂去粗皮

防風去蘆　川芎　當歸酒洗　杏仁湯泡去皮尖

甘草炙九味各半兩　川獨活　麻黄去根節

白茯苓去皮三味各七錢半

右件㕮咀每服二錢水一盞薑二片煎七分無時温服

中和湯二十九

此藥大能通和表裏温養脾胃匀調氣血順正陰陽發

散風寒辟除腥穢善使豆瘡易出易收不致倒靨黑陷傳變危急兼治徧身癱瘓已潰未潰排膿止痛自然消釋常服清神駐顏明目健脾眞元益固邪氣無干

人參去蘆　厚朴如前製　當歸酒洗　防風去蘆

白芷　肉桂去粗皮　桔梗　川芎

白芍藥　沈香　檀香　乳香

藿香葉　紫蘇葉　黃耆蜜水塗炙　甘草十六味各半兩

右件㕮咀用無灰酒四兩重拌勻曬乾天陰略焙每服一錢水一盞煎七分無時溫服

人參甘桔湯三十

感冒風熱火氣熏逼豆瘡蘊毒上攻咽喉腫痛痰氣不順咳嗽失音飲食減少並宜治之

人參去蘆半兩　桔梗剉用蜜水浸透一兩　甘草半生半炙三錢

右件㕮咀每服二錢水一盞煎七分無時温服風熱加荆芥杏仁煎豆瘡後目生翳膜用蟬殼淨洗去嘴足同煎咽痛入鵬砂末煎去滓無時含嚥

人參芎歸湯三十一

治九道血妄行

人參去蘆 川芎 當歸酒洗三味各半兩 荆芥一錢半

右件㕮咀每服二錢水一盞煎七分無時溫服

五拗湯三十二

治感風淫及形寒飲冷痰嗽咳逆連聲不已

麻黃不去根節 杏仁不去皮尖 荆芥不去梗

桔梗四味各五錢用蜜水炒剉用 甘草二錢半

右件㕮咀每服二錢水一盞煎七分無時溫服

六和湯三十三

治心脾不和氣不升降霍亂吐瀉咳嗽胷滿頭目疼痛

嗜臥倦怠并陰陽不分冒暑伏熱煩悶成痢中酒作渴心逆畏食

人參去蘆　縮砂仁　甘草炙　杏仁湯泡去皮尖

半夏如前製五味各一兩　香薷　厚朴如前製二味各四兩

白扁豆炒熟剉去殼一斤用生薑一斤碎切爛煮拌勻釀經一宿焙乾

藿香　赤茯苓去皮　木瓜各一兩

右件㕮咀每服二錢水一盞薑二片棗一枚煎七分無時温服或入鹽半字同煎

黄耆六一湯三十四

治諸虛不足煩燥驚口揚身體軟弱不思飲食

黃耆六兩蜜水塗炙　甘草一兩炙

右件㕮咀每服二錢水一盞棗二枚煎七分無時温服

眞武湯三十五

治傷寒諸疾後表裏俱虛煩渴有熱徧身汗出

白茯苓去皮　白芍藥二味各七錢半　白朮

附子如前製二錢半

右件㕮咀每服二錢水一盞薑二片煎七分無時温服

牡蠣大黃湯三十六

治三五歲小兒感受温溼之氣侵襲膀胱致陰莖腎囊浮腫作痛

牡蠣用熟黄泥包裹夾火煅透出地上候冷用

大黄紙裹水浸透炮過候冷二味各一兩

右件剉研爲末每服一錢用無灰温酒空心調服不能飲者温湯調少入酒同服

坎離湯三十七

治虚喘發熱夜重食減神昏

蓽澄茄　石菖蒲二味各一錢　白术

白茯苓去皮 南木香三味各二錢 甘草炙

半夏如前製 紫蘇子略炒杵碎三味各四錢

右件㕮咀每服二錢水一盞煎七分無時温服

清脾湯三十八

治諸瘧久不瘥者脾胃虚弱形容憔悴

厚朴一兩如前製 烏梅去仁打破 半夏如前製

良薑剉用東壁土炒 青皮去白四味各半兩 甘草三錢炙

草果仁二錢半炮去殼取

右件㕮咀每服二錢水一盞薑二片煎七分未發前併

三服仍忌生冷油膩時果毒物

麥門冬湯三十九

解斑疹熱毒頭痛煩悶狂渴妄語

麥門冬去心　乾葛二味各三錢　人參去蘆　赤芍藥

升麻　赤茯苓去皮　甘草五味各二錢

石膏末五錢

右件㕮咀每服二錢水一盞煎七分無時溫服

化丹湯四十

解利丹毒徧身燥癢發熱煩啼

川獨活　射干音夜　麻黄如前製　青木香

甘草　黄芩　薄桂去粗皮各　石膏末八味各五錢

右件㕮咀每服二錢水一盞煎七分無時温服

茴香湯四十一

和脾胃進飲食理腹痛散邪氣

茴香炒　良薑剉用東壁土炒二味各一兩半

蒼朮如前製二兩　甘草炙一兩

右件剉焙爲末每服一錢燒鹽湯空心調服

大柴胡湯四十二

疏利風熱痰嗽腹脹及裏證未解

柴胡去蘆 四兩　黄芩　芍藥二味各 一兩半　大黄

半夏如前製 各七錢半　二味 枳實如前製 七錢　甘草一兩小方 故加用

右件㕮咀每服二錢水一盞薑三片煎七分無時温服

快膈湯四十三

理胃膈不快飲食少進亦能順氣和中消導宿滯

人參去 蘆　青皮去 白　縮砂仁　烏藥

良薑如前 製　香附子　甘草炙七味 各一兩

右件剉碎爲末每服一錢温鹽湯空心調服

升麻湯四十四

治時行瘟疫頭痛發熱肢體煩疼及瘡疹未見形先疑貳之間並宜可服大能和順血脈解諸餘毒斑證等疾

升麻　乾葛　芍藥三味各一兩　甘草半兩

右件㕮咀每服二錢水一盞煎七分無時温服

小陷胷湯四十五

治六七歲已上之兒小結胷證

半夏如前製一兩　淨黄連　栝蔞實各半兩

右件㕮咀每服二錢水一盞半白蜜大匙煎至八分無

時温服未效再投得微下黄涎爲好也

散類

百解散一

主和解百病虚慢陰證不宜

乾葛二兩半　升麻　赤芍藥二味各二兩

黄芩一兩　麻黄如前製七錢半　薄桂去粗皮二錢半

甘草一兩半

右件㕮咀每服二錢水一盞薑三片葱一根煎七分無時温服有風熱盛加薄荷同煎

五苓散二

解傷寒温溼暑毒霍亂分陰陽理煩渴

澤瀉去粗皮二兩半　白茯苓去皮　猪苓去皮

白朮三味各一兩半　肉桂去粗皮七錢不過火

右前四味剉焙入桂同研爲末每服二錢温湯調下不拘時若作㕮咀用赤茯苓分兩同前每服二錢水一盞煎七分無時温服其餘活法明本論中隨證詳述

當歸散三

調順氣血和解表裏爽利心腹疏理百病及治温熱停

積白痢煩燥不寧

當歸去蘆酒洗　赤芍藥二味各二兩　大黄半生半炮一兩二錢

川芎　麻黄如前製二味各半兩　甘草半生半炙一兩

右件㕮咀每服二錢水一盞薑二片煎七分無時溫服

三解散四　一名寧心湯

主上焦藴熱傷風面紅目赤狂燥氣急渴水驚啼煩悶丹毒口瘡痰嗽搐掣

人參去蘆　防風去蘆　天麻　茯神去皮木根

鬱金無以山梔仁代　白附子　大黄七味各二錢半

赤芍藥　黄芩　僵蠶三味各五錢　全蠍十五尾去尖毒

枳殼二錢如前製　粉草六錢

右件剉焙爲末每服半錢至一錢用温薄荷湯無時調下或燈心湯

匀氣散五

主調補通利後及冷疝腹痛氣滯不和

桔梗二兩剉炒　陳皮去白一兩　縮砂仁

茴香二味各半兩　白薑二錢半炮　粉草四錢炙

右件剉焙爲末每服半錢或一錢空心沸湯調服冷疝

腹痛燒鹽湯調下

雄黄散六

主暴中急慢驚風鼽齆痰涎滿口及兩便閉汗不通或涼或熱坐卧生煩

雄黄紅亮者 白蘗去黑皮 川烏頭炮裂去皮臍
二錢半

草烏炮裂去皮 天麻明亮者 川芎五味各半兩

右除雄黄外餘五味剉焙同雄黄爲末驚風痰壅每服半錢或一錢用薑汁茶清調下發汗水薑葱薄荷同煎並投三服取效

惺惺散七

主傷風傷寒痰嗽咳逆理虛和氣寧心清肌止啼去煩利咽膈解失音

人參去蘆半兩　桔梗剉破　白茯苓去皮

白朮　天花粉一兩　四味各　細辛去葉二錢

防風去蘆　川芎　南星生用各二錢半　三味

甘草半生半炙七錢

右件㕮咀每服二錢水一盞薑二片薄荷三葉慢火煎七分無時溫服

木通散八

主上膈熱小府閉煩燥生嗔及淋證諸瘡丹毒

木通去皮節　地萹蓄去老梗二味各半兩　大黄

甘草　赤茯苓去皮三味各三錢　瞿麥去乾梗

滑石末　山梔仁　車前子　黄芩五味各二錢半

右件㕮咀每服二錢水一盞燈心三莖煎七分無時溫服或入薄荷同煎

烏梅散九

治腹疼及初生嬰孩臍下冷痛疝氣等疾

烏梅和核　玄胡索　粉草半生半炙三味各五錢

乳香　沒藥　鈎藤和鈎三味各二錢半

右件㕮咀每服二錢水一盞煎七分空心溫服

黃金散七

解口內舌上瘡毒及治豆瘡後目生瞖膜

黃蘗去粗皮用生蜜潤透烈日下曬乾再塗上蜜凡經十數次為度

粉草二味各一兩

右件剉焙研為細末治口瘡用藥末乾點患處或用麥門冬熟水調點舌上令其自化治豆瘡後目生瞖膜湯

泡澄清無時頻洗仍投糖煎散柿煎散二藥

平胃散十一

主脾胃不和嘔逆噦酸霍亂腹痛

厚朴如前製　陳皮去白二味各二兩半

蒼术如前製四兩　甘草一兩

右件剉焙爲末每服半錢至一錢薑棗煎湯空心溫服

燒鹽湯亦好

七寶散十二

治時氣傷風傷寒頭昏體熱咳嗽及脾胃肺藏不和口

中脰氣異常或牙縫微有鮮血兼調理諸病後小證得中以其品味不僭不燥爲佳

紫蘇去老梗　淨香附二味各三兩　陳皮去白

甘草二味各一兩半　桔梗二兩半　川芎剉炒

白芷二味各一兩

右件㕮咀每服二錢水一盞薑二片煎七分無時温服咳嗽加製半夏口脰氣入鹽煎調理諸疾加棗子煎

三稜散十三

主諸般停滯痞積發熱瀉痢酸餿水穀不化常服和脾

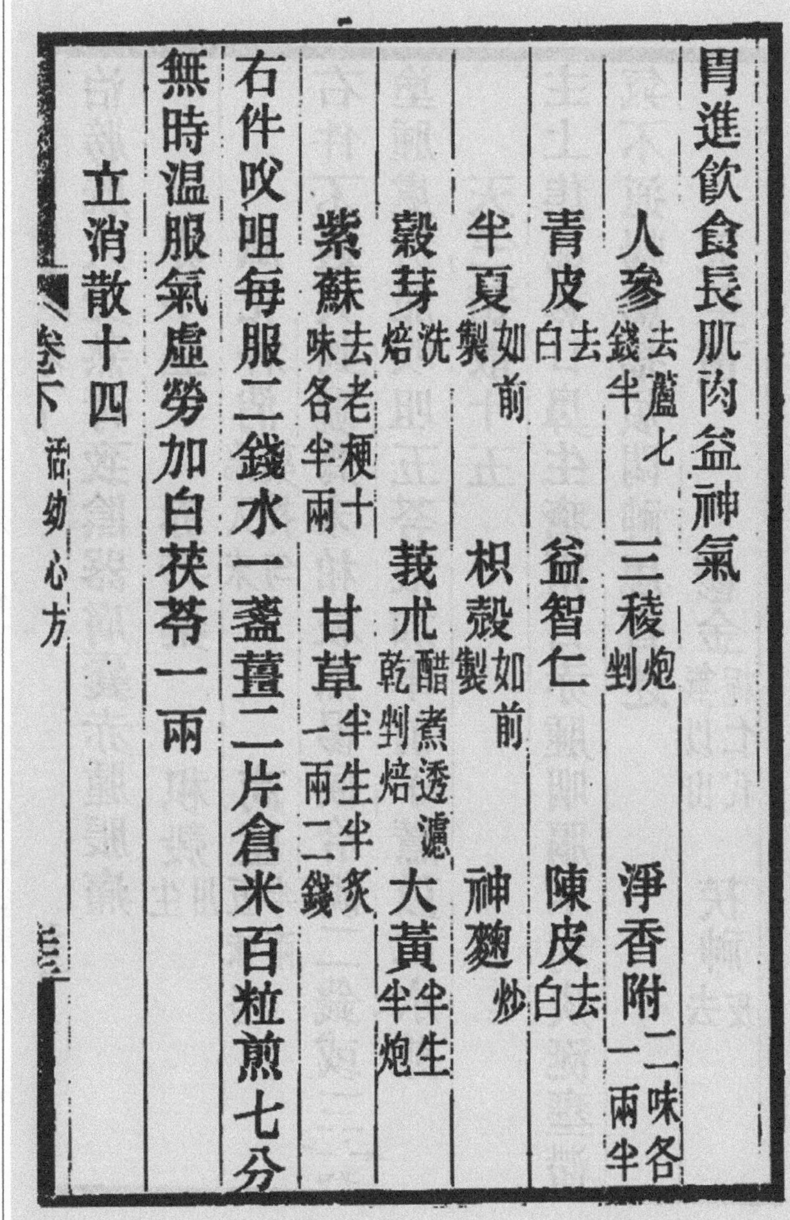

胃進飲食長肌肉益神氣

人參去蘆七錢半　三稜炮剉　淨香附二味各一兩半

青皮去白　益智仁　陳皮去白

半夏如前製　枳殼如前製　神麴炒

穀芽洗焙　莪朮醋煮透濾乾剉焙　大黃半生半炮

紫蘇去老梗十味各半兩　甘草半生半炙一兩二錢

右件㕮咀每服二錢水一盞薑二片倉米百粒煎七分

無時溫服氣虛勞加白茯苓一兩

立消散十四

治膀胱久受熱毒致陰器膚囊赤腫脹痛

赤小豆　赤芍藥　枳殼生用

風化朴消臨入末藥拌勻　商陸五味各半兩

右件不過火剉曬爲末柏枝煎湯候冷調二錢或三錢塗腫處仍服㕮咀五苓散加車前子薏苡仁水煎

天竺黃散十五

主上焦風熱口鼻生瘡兩目赤腫咽膈不利痰涎壅滯氣不通暢驚搐煩悶神思昏迷

天竺黃　鬱金無以山梔仁代　茯神去皮

甘草四味各半兩　鵬砂　牙消　白芷

川芎　僵蠶去絲　枳殼如前製六味各二錢半

硃砂水飛二錢　麝香一字　蟬殼十五洗去泥土並足

右除硼砂牙消硃砂麝香四味乳鉢細杵餘九味焙乾末同入乳鉢内再杵匀每服半錢或一錢温薄荷湯無時調服或麥門冬湯

連牀散十六

治滿頭如癩瘡毒及手足身上陰器膚囊癢則抓爛黄汁淋漓燥痛

淨黃連一兩　蛇牀子去埃土半兩

五倍子去內蟲屑二錢半　輕粉十五貼

右前三味曬乾爲末再入乳鉢內同輕粉杵勻用清油稀調二錢或三錢塗搽患處必先以荆芥和葱煮水候涼淨洗拭乾後傅藥

川草散十七

治腹痛下痢赤白不拘遠近

川芎　白芷　甘草半生半炙三味各七錢

赤芍藥　當歸酒洗　淨黃連三味各五錢

右件剉焙爲末每服半錢至一錢白痢白薑湯調赤痢甘草湯調赤白痢温米清湯調並空心服

柹煎散十八

治豆瘡後目生瞖膜

白菊花　菉豆殼　穀精草三味各一兩

右爲㕮咀每服二錢乾柹一枚粟米泔汁大盞慢火煎乾去渣食後臨睡止喫柹肉一日三枚倍加尤好如嬰孩小乳母可服或用煮過柹子去核薄切焙爲細末抄半錢温米泔水調化無時與兒服亦可

拂毒散十九

治諸風熱陰毒腫核已結成未穿潰或正發者

半夏一兩生用　貝母　大黄二味各半兩

朴消　五倍子去肉蟲屑二味各二錢半

右件剉焙爲末用醋醋調一錢或二錢塗患處如乾再塗仍服疏風化毒之劑餘藥成末除朴消臨入杵勻用

金鈴散二十

治疝氣腹痛投諸藥後瘉而復作宜服

金鈴子肉六錢　三稜炮剉　莪朮醋煮剉

青皮去白　陳皮去白四味各二錢半　赤茯苓去皮

茴香二味各半兩　南木香二錢　甘草四錢炙

檳榔　枳殼如前製　鉤藤和鉤三味各三錢

右除檳榔木香不過火餘十味剉焙仍同木香檳榔爲末每服半錢至一錢仍用炒茴香煎無灰酒空心調服不飲酒者煎炒茴香湯調下

消黃散二十一

治風熱溫氣上攻舌硬腫大不消

風化朴消　眞蒲黃二味各半兩

右蒲黄曬乾爲末同朴消乳缽內細杵勻每用一字至半錢點揩舌上下

疏風散二十二

主小兒薄劣跌觸頭腦或弄刀錐因而破血感風致面目傷痕浮腫

荆芥穗一兩　防風去蘆二錢半　甘草半生半炙二錢

右剉焙爲末每服一錢用無灰温酒調服或葱湯亦好

陳氏木香散二十三

能和表裏通行津液清上實下扶陰助陽及治腹脹瀉

瀉温壯豆瘡

南木香　厚桂去粗皮　陳皮去白

訶子肉　丁香　人參去蘆

赤茯苓去皮　半夏如前製　甘草半生半炙

大腹皮淨洗焙　前胡去蘆十一味各半兩

右件㕮咀每服二錢水一盞煎七分無時温服

陳氏異功散二十四

能除風寒溼痺調和陰陽滋養血氣使豆瘡易出易斂

不致癢塌瀉痢

南木香　當歸酒洗　人參去蘆
肉豆蔻　陳皮去白　丁香
白茯苓去皮　厚桂去粗皮　白朮
厚朴如前製　半夏如前製　附子如前製二味各二錢

右件㕮咀每服二錢水一盞薑三片棗一枚煎七分空心温服或不拘

羌活散二十五

治傷風時氣頭痛發熱身體煩疼痰壅咳嗽失音鼻塞聲重及解時行下痢赤白

人參去蘆　羌活　赤茯苓去皮
柴胡去蘆　前胡去蘆　川芎
獨活　桔梗剉炒　枳殼如前製
蒼朮如前製　甘草十一味各一兩
右件㕮咀，每服二錢，水一盞，薑二片，薄荷三葉，煎七分，無時溫服，發散風邪。入葱白同煎。痢證，薑、倉米煎。

香薷散二十六

主夏秋藏府冷熱不調，或飲食起居不節，致吐痢、心腹疼痛、發熱煩悶、身體拘急，或腳轉筋、四肢厥冷，有似陰

證但口氣温脈按沈緊爲驗

陳香薷去老梗 白扁豆如前製二味三兩 厚朴如前製各一兩半

右三味六兩㕮咀了用無灰酒三兩半匀仍曬乾或焙臨入㕮咀生甘草一兩和匀每服二錢水一盞煎七分去滓以瓦器盛在水中沈温不拘時服如熱極或瀉痢中有鮮血者加淨黄連一兩細剉拌匀名黄連香薷散下法如前

瀉黄散二十七

治胃虚脾實生熱煩渴頭痛惡心

藿香葉七錢半　梔子仁　防風去蘆二味各一兩

甘草四錢半　石膏末八錢

右前四味剉同石膏末用酒蜜微炒香爲㕮咀每服二

錢水一盞煎七分空心溫服

調元散二十八

主稟受元氣不足顱顖開解肌肉消瘦腹大如腫致語

遲行遲手足如癇神色昏慢齒生遲者服之有效

乾山藥去黑皮五錢　人參去蘆　白茯苓去皮

茯神去皮木根　白朮　白芍藥

熟乾地黄酒洗　當歸酒洗　黄耆蜜水塗炙入味各二錢半

川芎　甘草炙二味各三錢　石菖蒲二錢

右爲㕮咀每服二錢水一盞薑二片棗一枚煎七分無時温服如嬰孩幼嫩與乳母同服

醒脾散二十九

主醒脾養胃止吐痢進飲食及調理病後神昏目慢貪睡多困脈弱氣短微有痰涎並宜投服

人參去蘆　白茯苓去皮　藿香葉

白朮　甘草炙五味各五錢　丁香四十粒不見火

大南星八錢剉作小塊紙裹水透溼炮過用　縮砂仁四十粒

右爲㕮咀每服二錢水大盞薑三片冬瓜子仁五十粒杵碎慢火煎七分空心緩投服之急必吐

醍醐散三十

治吐瀉後調和脾胃消進飲食及丁奚哺露虛熱煩渴氣逆心惡

陳皮去白　縮砂仁　厚朴如前製

麥芽洗淨焙乾　烏梅和核五味各五錢

良薑如前製　乾葛　烏藥三味各二錢半

草果仁炮二錢　甘草炙三錢

右爲㕮咀每服二錢水一盞薑三片棗一枚鹽少許煎七分空心温服

二聖散三十一

治風痰壅閉語音不出氣促喘悶手足動搖似搐非搐

訶子十箇大者半生半炮去核　大腹皮洗淨焙乾五錢

右爲㕮咀每服二錢水一盞煎七分無時温服

補肺散三十二

治久患咳嗽肺虚氣促有痰惡心

阿膠一兩半剉炒　白茯苓　馬兜苓去老梗

糯米三味各半兩　杏仁二十一粒湯泡去皮尖　甘草四錢炙

右爲㕮咀每服二錢水一盞煎七分無時溫服

安神散三十三

治吐瀉諸病後心虛煩悶觸物易驚氣鬱生涎涎與氣搏睡不得寧預防變生他證

人參去蘆　白茯苓去皮　半夏如前製

甘草炙　陳皮去白　枳實如前製六味各五錢

右爲㕮咀每服二錢水一盞薑二片棗一枚竹茹小團

卷下　活幼心方　三十

煎七分無時温服有微熱微渴入麥門冬去心同煎

燒鹽散三十四

治走馬疳牙根肉潰爛黑臭

橡斗不拘多少

右件每用大者兩箇入鹽滿殼葢作一合或五六箇或十數箇安在火内和鹽燒透取出地上以瓦盌葢定存性候冷入麝香少許乳鉢内極細杵勻每以半錢塗摻患處常收用小瓦合盛貯勿使紙裹葢鹽能作潤

綠袍散三十五

治重舌及滿口内外瘡毒咽膈不利

薄荷去老梗　荆芥穗二味各五錢　青黛　玄明粉

鵬砂三味各二錢半　百藥煎　甘草二味各三錢

右件剉焙爲末除玄明粉鵬砂二味在乳鉢内細杵同

前藥末再杵匀用一字至半錢乾點舌上令其自化或

以新汲水入蜜調點舌上亦好

益黄散三十六

治脾虚受冷水穀不化泄瀉注下盜汗出多

陳皮去白　肉豆蔻炮二味各五錢　丁香二錢

訶子肉炮去核二錢　甘草炙二錢半

右件㕮咀每服二錢水一盞煎七分空心温服

解表散三十七

主傷風感冷咳嗽痰喘嘔吐瀉痢驚悸有熱證在表裏發當用氣解藥可投

麻黄如前製　杏仁湯炮去皮尖　赤茯苓去皮三味各一兩

川芎　防風去蘆　枳殻如前製三味各二兩

甘草半生半炙七錢半

右件㕮咀每服二錢水一盞薑二片葱一根煎七分無

時温服有熱入薄荷同煎

參苓白朮散三十八

主脾胃虛弱飲食不進多困少氣中滿痞噫嘔吐咳逆此藥不寒不熱性味温平常服調脾悅色順正去邪

人參去蘆　白茯苓去皮　粉草

白朮　白扁豆如前製　山藥去黑皮

縮砂仁　薏苡仁　桔梗剉炒九味各一兩

蓮子肉去心煎

右件剉焙爲末每服半錢至一錢用棗湯空心調服或

温米湯亦可

守胃散三十九

治陰陽不和吐瀉不止預防風證常服調脾胃進飲食

人參去蘆　白朮　白茯苓去皮　山藥去黑皮

乾葛　扁豆如前製　南星如前製　甘草　藿香去老梗

防風去蘆　天麻各半兩　十一味

右件㕮咀每服二錢水一盞薑二片冬瓜子仁五十粒

揩碎煎七分空心温服如瀉不止入沉香白豆蔻同煎

南星腹皮散四十

主腫疾欲瘉未瘉之閒脾胃虛慢氣促痰喘腹脹胸滿飲食減精神困小便不利面色痿黄

南星同前製一兩　大腹皮淨洗焙乾　生薑皮　陳皮去白

青皮去白　桑白皮剉炒　甘草炙　扁豆同前製七味各半兩

右爲㕮咀每服二錢水一盞薑二片煎七分無時温服

導赤散四十一

治心經蘊熱煩燥睡語或時復上竄齘五巧切牙小便黄澀久則成驚搐物易動

生乾地黄淨洗　木通去皮節二味各一兩　黄芩

赤茯苓去皮二味各二錢半　甘草三錢

右爲㕮咀每服二錢水一盞竹葉三皮煎七分無時温服或加麥門冬去心同煎

錢氏白朮散四十二

治脾胃不和嘔吐瀉痢惡心發渴大能補虚損調榮衛

南木香　白朮二味各半兩　人參去蘆　白茯苓去皮　藿香葉　甘草四味各一兩　乾葛二兩

右爲㕮咀每服二錢水一盞煎七分無時温服

和中散四十三

主久病才瘉面黃淸瘦神昏氣弱脾胃未實食物過傷停飲生痰留滯中脘耗虛眞氣或成吐瀉此藥性味甘平大能調治常服和胃氣進飲食悅顏色理風痰

人參去蘆 白扁豆同前 白茯苓去皮 川芎

縮砂仁 香附子 半夏同前製 甘草八味各一兩

肉豆蔻 訶子去核二味各七錢

右爲㕮咀每服二錢水一盞薑二片棗一枚煎七分空心温服或不拘時

糖煎散四十四

治豆瘡餘毒攻目成瞖澀痛有熱多淚羞明

赤芍藥　當歸尾　大黄　川芎　荆芥

防風去蘆　漢防已去黑皮　龍膽草　黄耆生用

黄芩十味各半兩

右爲㕮咀每服二錢水一盞沙糖小塊煎七分食後臨睡溫服或無時

六柽散四十五

治吐痢泄瀉胃虚脾慢手足俱冷六脉沉微

人參去蘆　白茯苓去皮　熟附子　南木香

肉豆蔻　白朮六味各半兩

右爲㕮咀每服二錢水一盞薑二片棗一枚煎七分不拘時溫服

九仙散四十六

解諸目疾不拘歲月遠近並宜先服

柴胡去蘆　蒼朮同前製二味各二兩　赤芍藥　荆芥

甘草三味各六錢半　麻黃同前製　川芎　薄荷和梗三味各半兩

旋復花去老梗三錢

右件㕮咀每服二錢水一盞薑二片葱一根煎七分不

拘時温服

草龍膽散四十七

治暴赤火眼晝夜澀痛作腫淚多

草龍膽　木賊去節　荆芥　菊花　防風去蘆

草決明半生半炒　甘草半兩　七味各

右件㕮咀每服二錢水一盞煎七分無時温服痛甚加

羌活乳香同煎

金波散四十八

治時行赤眼腫痛成瞖有熱多淚

淨黄連一兩　鵬砂　寒水石　大黄三味各二錢

海螵蛸　銅青二味各一錢　玄明粉二錢半　麝香一字

全蠍七尾去尖毒

右除玄明粉麝香餘七味剉曬爲末仍入玄明粉麝香乳鉢内同前藥末杵匀每用一字至半錢溫淨湯或涼水調化澄淸去滓無時頻洗有風夾蟲作癢入輕粉取效仍忌酒葷三五日

內金散四十九

治牙根肉臭爛黑色有蟲作痛

雞內金（剝雞肫內黃皮陰乾一兩）白芷　銅青（三味各半兩）
麝香（一字）
右前三味剉曬或焙爲末仍以麝香乳鉢內同杵勻每用一字或半錢乾擦患處先用溫鹽水灌漱後傅藥

霹靂散五十

解急慢驚風不省人事
猪牙皂角（三錢）細辛　川芎　白芷（三味各二錢）
躑躅（一錢半）
右件剉曬爲末每以少許用大燈心三寸長蘸點鼻內

得噴嚏爲驗，前藥不可焙，焙則不應。

順搐散五十一

解男右女左搐不順者。

枳殼（如前製） 鈎藤（去鈎） 荆芥 羌活 防風（去蘆） 甘草（六味各半兩）

右件㕮咀，每服二錢，水一盞，順切薑三片，煎七分，無時温服。或入薄荷同煎。

外消散五十二

治嬰孩初生旬日外，臍突，或痛或不痛，痛則啼聲不已。

及療小兒因感温熱相搏致陰器膚囊浮腫

大黄 牡蠣如前製二味各半兩 朴消二錢

右前二味剉焙爲末仍入朴消乳鉢内同杵匀抄一錢或二錢取田螺三枚淨洗再以水半盌活過一宿去螺用水調塗腫處即消其螺仍放水中勿害之昔賢有曰殺生救生去生遠矣物命雖微亦可戒也治陰器膚囊腫車前子煎湯候冷調傳患處

活血散五十三

解破血傷風

當歸酒洗 生乾地黄酒洗 川芎 紅花

赤芍藥 蘇木六味各半兩 甘草三錢

右件㕮咀，每服二錢，水一盞，煎七分，無時溫服。

桃花散五十四

治一切破損肢體血出作痛。

好石灰用紗淨篩十兩 清油小半燈盞 大黄五錢剉碎水浸透取汁大半盞

右石灰先用鐵鐺炒令帶熱，次入大黄汁、清油和勻，仍以慢炎炒如桃花色，烏盆盛之，傾出在内，浮而不沉，鵝翎拂聚紙上，別著瓦器收藏。凡是破損傷痕，用塗立效。

仍服疏風散活血散

三白散五十五

解初中腫疾四肢膚囊浮脹大小便不利皆因膀胱蘊熱風溼相乘

白牽牛半生半炒杵碎　桑白皮剉炒　白朮　木通去皮節

陳皮去白　甘草半兩　六味各

右件㕮咀每服二錢水一盞煎七分無時溫服

麝香人齒散五十六

治豆瘡黑陷因毒氣入腎而形於外

麝香少許 活人牙齒不拘多少火煆過得小兒自脱者佳

右二味同研爲末每用半錢至一錢無灰溫酒調下止以一服然此藥固好但人齒難得嘗用一七金取效

四黃散五十七

治小兒身上一切熱毒瘡疾燥癢抓破有汁不乾

淨黃連 黃檗 黃芩 大黃 滑石五味各半兩

五倍子去內蟲屑二錢半

右件剉曬爲末用清油入桐油和調二錢至三錢塗搽患處仍服四順飲消毒飲

薄荷散五十八

治陽證脱肛

薄荷 和梗 骨碎補 去毛二味各半兩 甘草 二錢半

金罌刺根 七錢半

右件㕮咀每服二錢水一盞入無灰酒大匙煎七分空心温服或無時

槲皮散五十九

解瘰癧作腫疼痛

槲皮 仍去粗皮此樹在處有之卽包鹽槲葉木也

右件不拘多少剉碎煮水候温頻洗患處

白芨散六十

治㿂瘑膿汁不乾

白芨　貝母　淨黄連三味各半兩　輕粉三十貼

右前三味剉焙爲末仍以輕粉乳鉢内同杵匀抄一錢至二錢清油調擦患處必先用槲皮散煮水候温淨洗拭乾方塗藥

二香散六十一

治同前證

白膠香　降眞香用心無土氣者　海螵蛸

五倍子去內蟲屑四味各半錢

右件爲末如前先用槲皮散煮水淨洗患處後以此藥一錢或二錢乾塗上外將水紙封掩三五次即效

治水瀉下痢久不瘥者

萬金散六十二

罌粟殼去蔕二兩一兩剉碎醋蜜炒一兩生用　陳皮去白二兩

甘草不去節二兩一兩炙一兩生用　烏梅和核一兩

右件㕮咀每服二錢熱湯一盞略煎二沸和查傾出盌

內上以盞蓋定候澄清去渣空心温服

神效散六十三

治赤白痢晝夜頻數食減腹痛小便不利

罌粟殼去梗蔕剉碎蜜水炒　白芷　烏梅和核三味各一兩

乳香　撫芎二味各半兩

右件㕮咀每服二錢水一盞煎七分空心温服

赤葛散六十四

治因血熱與風熱相搏徧身丹毒燥癢日久不消

赤葛二兩　甘草三錢

右件㕮咀每服二錢無灰酒一盞煎七分無時温服不飲酒者止用水一盞入酒大匙同煎

四聖散六十五

主嬰孩胎受熱毒生下兩目不開

燈心　黄連　秦皮　木賊　棗子和核五味各半兩

右爲㕮咀每服二錢水一盞煎七分澄清去滓無時頻洗兩目自開

天花散六十六

治外腎膚囊腫痛

天花粉一兩　甘草三錢

右件㕮咀，每服二錢，無灰酒一盞，煎七分，空心温投。不能飲者，止用水煎，少入酒同服。

蟠龍散六十七

治陽證脫肛

乾地龍蟠如錢，樣者佳。略去土，一兩　風化朴消二錢

右剉焙研爲細末，仍和匀朴消，每以二錢至三錢，肛門溼潤，乾塗，或乾燥，用清油調塗。先以見毒消、荆芥、生葱煮水，候温浴洗，輕與拭乾，然後傅藥。

伏龍肝散六十八

治陰證脫肛

伏龍肝一兩 髓頭骨半兩 百藥煎二錢半

右三味焙研爲末每用二錢至三錢濃煎紫蘇湯候温和清油調塗患處並如前法浴洗拭乾方上藥

益元散六十九

解暑毒利小便理煩渴除驚悸

滑石六兩 粉草一兩細剉

右二味或曬或焙研爲細末每服一錢至二錢温熟水

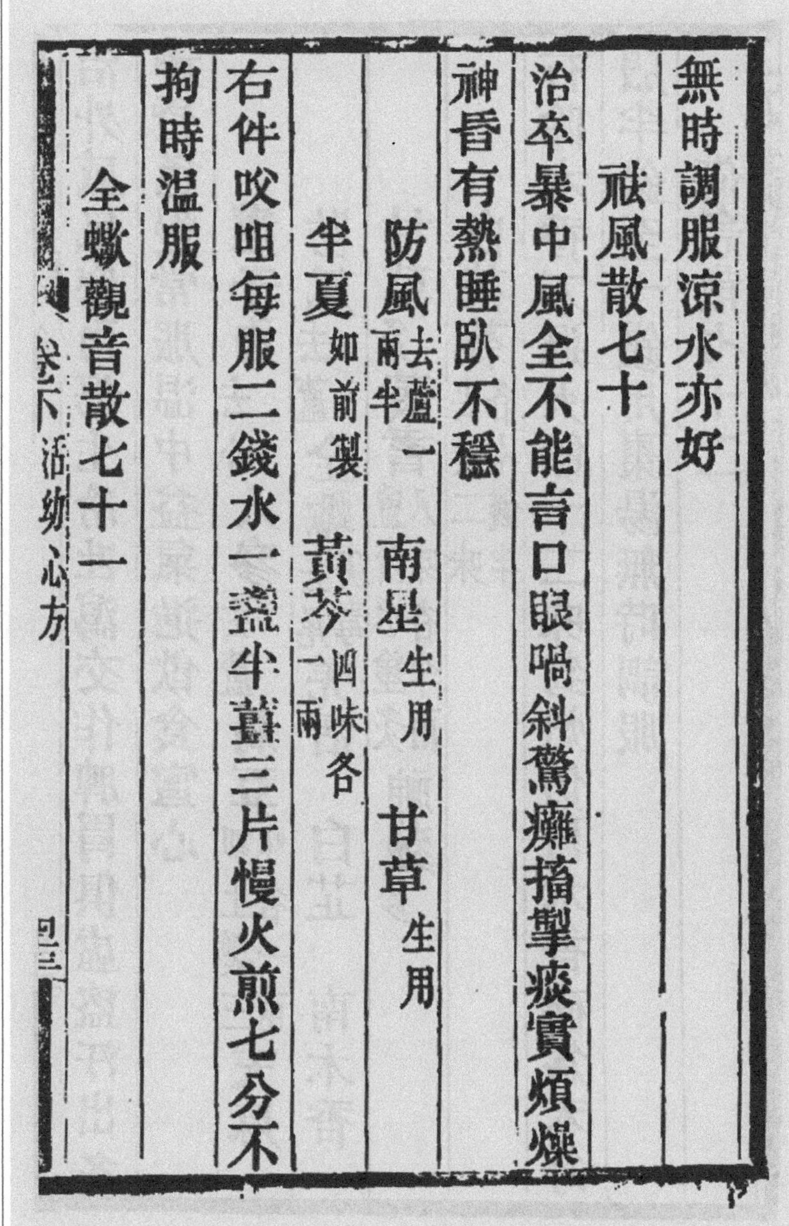

無時調服凉水亦好

祛風散七十

治卒暴中風全不能言口眼喎斜驚癱搐掣痰實煩燥神昏有熱睡臥不穩

防風去蘆一兩半　南星生用　甘草生用

半夏如前製　黄芩四味各一兩

右件㕮咀每服二錢水一盞半薑三片慢火煎七分不拘時溫服

全蠍觀音散七十一

治外感風寒內傷生冷吐瀉交作脾胃俱虛盜汗出多神昏色慢常服湯中益氣進飲食寍心

蓮子肉去心 人參去蘆 扁豆如上製三味各一兩 天麻

防風去蘆 全蠍去尾尖毒 羌活 白芷 南木香

甘草炙 黃耆鹽蜜水塗炙八味各半兩 神麴炒

白茯苓去皮二味各七錢半

右除木香不過火餘十二味剉焙仍同木香碾為末每服半錢至一錢用棗湯無時調服

備急散七十二

治小兒諸般骨硬致咽喉腫痛

五倍子末一兩　先春茶末半兩

右二味和匀抄一錢温湯半盞調化無時少與嚥下依此法服餌不過三五次即效如骨出或刺破處血來多者鵬砂末六錢水煎消毒飲調服血止痛住腫消食進

黄土散七十三

治豆瘡餘毒太甚徧身潰爛濃汁不乾

黄土不拘多少取順野背陰處深掘爲妙

右件安地上炭火煅透候冷研爲乾末用絹或紗兜撲

患處仍服解餘毒之藥併忌動風發熱等物

回陽散七十四

理脾虛感受風寒溼氣傳作吐瀉手足逆冷腹痛有痰及陰證脫肛疝疾盜汗

附子如前製　甘草半生半炙二味各二錢半　人參去蘆七錢半

細辛去葉一錢半　桔梗剉炒五錢　厚桂去粗皮　白茯苓去皮

川獨活三味各二錢　半夏同前製三錢

右件㕮咀每服二錢水一盞薑二片煎七分無時溫服或入棗子同煎

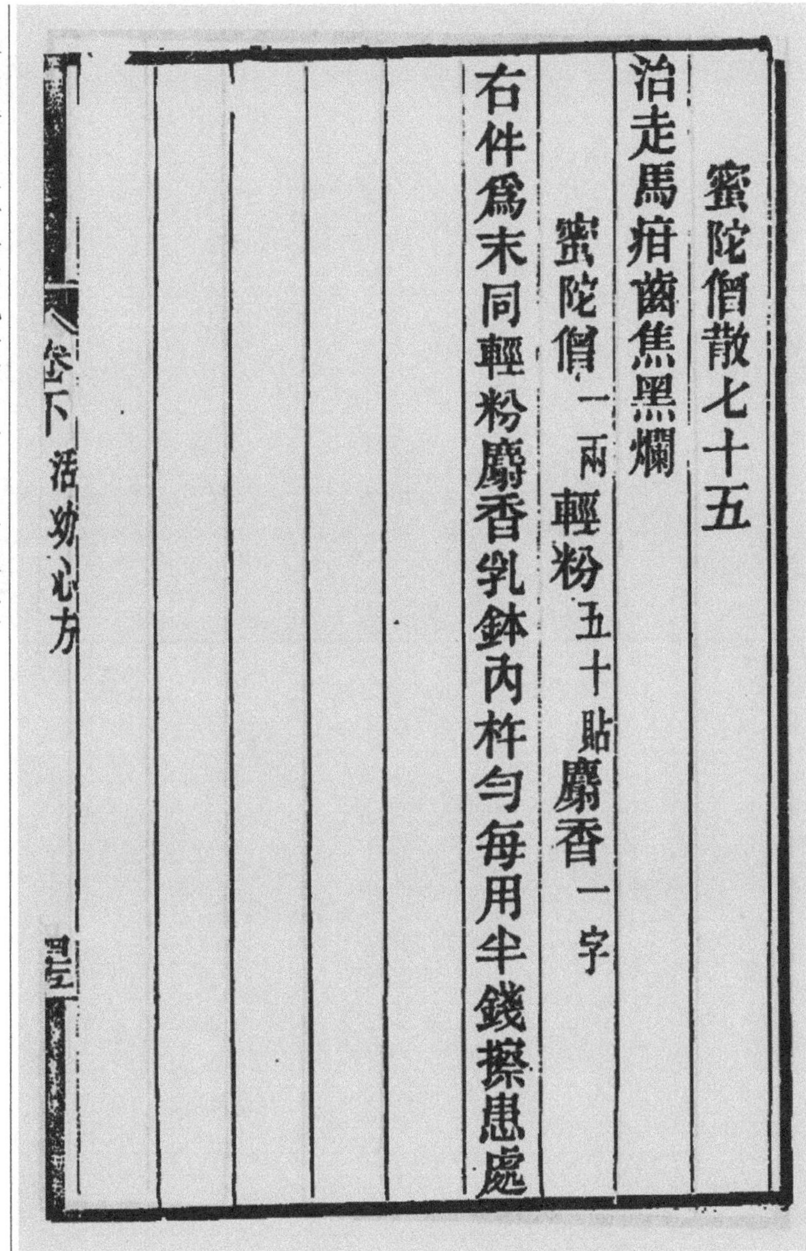

蜜陀僧散七十五

治走馬疳齒焦黑爛

蜜陀僧一兩　輕粉五十貼　麝香一字

右件爲末同輕粉麝香乳鉢內杵勻每用半錢擦患處

卷之二

圓膏門

圓類

琥珀抱龍圓一

抱龍之義抱者保也龍者肝也肝應東方青龍木木生火所謂生我者父母也肝爲母心爲子母安則子安況心藏神肝藏魂神魂既定驚從何生故曰抱龍圓理小兒諸驚四時感冒風寒温疫邪熱致煩燥不寧痰嗽氣急及瘡疹欲出發搐並宜可投其藥性温平不僭不燥

常服祛風化痰鎮心解熱和脾胃益精神

真琥珀　天竺黃　檀香細剉　人參去蘆　白茯苓去皮五味各一兩半　粉草三兩去節　枳殼如前製　枳實如前製二味各一兩　水飛硃砂五兩先以磁石引去鐵屑次用水乳鉢內細杵取浮者飛過淨器中澄清去上餘水如此法一般精製見硃砂盡乾用　山藥去黑皮一斤剉作小塊慢火炒令熱透候冷用　南星一兩剉碎用臘月黃牛膽裝經一夏用　金箔百片去護紙取見成藥一兩同在乳鉢內極細杵仍和勻前藥末用

右前十二味除硃砂金箔不入研內餘十味檀香不過火外九味或曬或焙同研爲末和勻硃砂金箔每一兩

重取新汲井水一兩重入乳鉢內略杵匀隨手圓此樣
○大一粒陰乾晴霽略曬日色燥甚則捩折宜頓放當
風處取其自乾治法並用葱湯無時化服或薄荷湯痰
壅嗽甚淡薑湯下豆瘡兒形有驚溫淨湯下心悸不安
燈心湯下暑天迷悶麥門冬熟水下百日內嬰孩每圓
分三次投二歲以上者止一圓或二圓其品劑修合之
日但缺一味不依製度必無效矣常用瓦瓶入麝香同
貯毋使散泄氣味入珍珠末一兩合和名金珠散益珍
珠能鎮心寧肝墜痰尤效治法湯使同前此藥乃家傳

祕方嘗自精製出賣人多信用取者甚衆今推誠利行願與天下共之非敢自矜特以全嬰爲念耳

鎮驚圓二

主急慢二驚風痰上壅手足抽掣口眼喎斜燥煩生嗔精神昏悶常服寧心鎮驚疏風順氣

人參去蘆三錢　粉草半生半炙　茯神去皮木根

僵蠶去絲　枳殼如前製四味各五錢　白附子

南星如前製　白茯苓去皮　鵬砂　牙消

硃砂水飛六味各二錢半　全蠍拾尾去毒　麝香一字

右除牙消鵬砂麝香硃砂四味用乳鉢細研餘九味焙爲末入乳鉢內和勻前四味用糯米粉水煮清糊爲圓梧桐子大就帶潤以銀硃爲衣每服三圓至五圓或七圓急驚用溫茶清磨化投服慢驚以生薑熟附子煎湯研化溫服薄荷湯化下或麥門冬湯

烏犀圓三

主諸積滯夾風溫胃調脾消進飲食吐逆有酸餿氣面黃肌瘦不拘孩兒生後歲月遠近並宜可服

烏犀　皂莢剉三寸長安灰火中見清煙起爲度取出地上瓦盌蓋定存性冷用

七錢

硫黃 白薑二味各三錢半 陳皮去白

川烏炮去皮臍二味各五錢 巴豆七十七粒去殼膜心存油

右硫黃一味先入研內研細除巴豆外餘四味同焙爲末仍以巴豆薄切在乳鉢極細杵再同前五味藥末杵勻用粳大米飯包作糉子一大箇小瓦瓶盛水熟煮候冷取出在沙鉢中爛杵細布兜緊捻出如稠糊安在別器內以藥末亭分同杵細軟圓粟穀大取諸積每服十五圓或二十一圓至三十三圓並用淡薑湯泡冷飯取汁小盞五更初空心送下 通利三五行以勻氣散止補

治積吐有酸酸氣每服三圓至五圓用淡薑湯入米醋少許候溫空心投下

香芎圓四

治諸淋證若患風閉尤效

淨香附鹽水炒　川芎　赤茯苓去皮三味各半兩

海金沙　滑石二味各一兩　枳殼如前製

澤瀉去粗皮　石葦去毛梗取薄葉　檳榔不過火四味各二錢半

右件剉曬爲末糯米粉煮爲清糊圓麻仁大每服三十三圓至五十五圓或七十七圓並用麥門冬熟水空心

送下若小便澀痛滴三五點者取長江順流水用火微温入鹽少許調勻空心嚥服

香連圓五

治赤白下痢煩渴作痛

南木香半兩不過火　淨黃連一兩剉用茱萸炒仍去葉梗

烏梅肉二錢半薄切用屋瓦慢火焙乾

右件爲末用阿膠半兩剉碎炒䐍水化如糊候冷入乳鉢內同前藥末亭分杵勻圓作麻仁大赤痢每服三十三圓至五十五圓或七十七圓甘草湯空心下白痢圓

數同前白蕪湯空心下赤白交作温米清湯空心嚥服

化癖圓六

主癖結氣塊在兩脇之間日久不化乍寒乍熱藏府不調米穀不消哽氣喘促胸腹滿悶及理丁奚哺露

南木香　陳皮去白　莪朮去毛炒　三稜炮剉

青皮巴豆九粒去殼膜心微炒　枳殼如前製　檳榔七味各半兩

白朮　丁香二味各二錢　細墨燒存性用四錢

右除木香檳榔丁香不過火餘七味焙同前三味爲末麵糊圓作麻仁大每服十五圓至二十一圓清米湯空

心下有寒熱往來以柴胡飲開服忌油膩生冷飲食

蘆薈圓七

主五疳八痢蚘蟲藏府虛弱身體瘦悴頭髮焦疏腹脹青筋小便白濁渴水無度洞泄不時穀食難化徧身瘡疥神色乾燥此藥大能養胃壯氣止痢除蟲長肌健力

南木香　丁香二味各二錢半　訶子去核取肉

肉豆蔻二味各半兩　使君子肉

蘆薈二味各四錢　棗肉一兩薄切用屋瓦盛慢火焙乾

右除使君子肉薄切於乳鉢內極細杵仍將前南木香

等四味溼麪褁煨至香熟取出地上候冷去麪剉焙同棗肉蘆薈爲細末再入乳鉢同使君子肉杵匀煉蜜圓作麻仁大每服三十圓至五十圓溫米湯空心送下兒小米湯化服

使君子圓八

治腹內諸蟲作痛口吐清水

使君子肉（薄切屋瓦焙乾）　檳榔　酸石榴根皮（東向者佳淨洗剉焙）　大黃（半生半炮四味各七錢半）

右除檳榔剉曬不過火餘三味再焙同檳榔爲末沙糖

水煮麵糊圓麻仁大每服三十圓至五十圓淡猪肉汁空心下或雞肉汁亦好

補腎地黄圓九

治禀賦不足腎氣虚弱骨髓枯竭顖大頭縫不合體瘦語遲行步多艱齒生緩者

乾山藥去黑皮　山茱萸酒浸潤烝透去核取皮爲用

熟乾地黄酒洗焙乾三味各五錢　鹿茸蜜塗炒酒亦好

川牛膝酒洗焙二味各四錢　牡丹根皮淨洗

白茯苓去皮二味各三錢　澤瀉去粗皮二錢

右件剉焙爲末煉蜜圓作麻仁大每服十五圓或二十五圓至三十五圓空心溫鹽湯下溫酒亦佳

寬腸圓十

治痢後裏急大府閉澀不通

枳殼同上製仍用清油浸透一宿焙乾五錢　麻仁去殼

木通去節皮　大黃半生半炮　檳榔

大腹皮淨洗焙乾五味各二錢半

右除麻仁用乳鉢極細杵外五味檳榔不過火餘焙同研成末入乳鉢中與麻仁再杵勻煉蜜圓菉豆大每服

三十圓至五十圓仍以枳殼甘草煎湯空心送下一二月嬰孩溫蜜湯化服

香陸胃苓圓十一

治腫疾日久不瘉此藥大能實脾導水多服取效

丁香去梗 商陸 赤小豆 陳皮去白 甘草炙五味各二兩 蒼朮如前製三兩 澤瀉去粗皮二兩半 赤茯苓去皮 豬苓去皮 白朮三味各一兩半 肉桂去粗皮一兩 厚朴同上製二兩

右除丁香肉桂不過火餘藥剉焙同前二味爲末用麪微炒水浸透煮糊圓菉豆大每服二十圓至五十圓或

七十圓空心溫湯下兒小者圓作粟殼天吞服粒數引子並如前法

二薑圓十二

治瘧疾往來寒熱經久不瘉者

良薑一兩剉片東壁土炒 白薑一兩剉片巴豆九粒去殼同炒微黃去巴豆

右爲細末用豮猪膽汁和水煮麪糊圓麻仁大就帶潤以硃砂末爲衣熱多用溫湯早晨面北空心送下寒多亦於清旦用溫酒面南空心嚥服若寒熱相亭用陰陽湯以一半冷水一半熱湯參和是也不拘向南北投服

重巴豆三粒去殼膜心存油碎切入乳鉢極細杵同前藥末再拌匀醋煮麪糊圓麻仁大每服十五粒至二十五圓或三十五圓淡薑湯五更初空心送下利三五行匀氣散止補常服助脾化積進食消疳臨睡以淨湯或溫酒下三粒及五粒而已每一次止圓藥末三錢重淨巴豆九粒爲則不可多合久則味過用之效遲

內消圓十六

治瘰癧作膿穿破久不瘉者或初得此證投之亦效

斑貓一兩除翅足粟米大盞炒令粟米微焦色仍去粟米

右件入薄荷葉三兩同研爲末雞子清爲圓菉豆大初用半飢半飽閒以温茶清下一圓逐日加一圓加至五圓之外又逐日減一圓減至一圓之後每一日只服五圓得痊卽止不可過投

截驚圓十七

治驚風搐掣煩燥有熱兩目上視口噤牙關

龍膽草去蘆　防風去蘆　青黛　鈎藤和鈎

淨黄連　牛黄　甘草　硃砂末水飛者八味各五錢

薄荷葉二錢半　麝香半錢

右除牛黄麝香外餘八味剉曬或焙爲末仍同前二味乳鉢內杵匀煉蜜圓芡實大每用一圓至二圓温湯化服或茶清

散氣圓十八

理諸疝氣小便利或不通臍下作痛不堪忍者

海藻湯浸洗七次焙乾用　澤瀉去粗皮　茴香炒　車前子焙

蘿蔔子用屋瓦慢火焙乾　川楝子取肉斑猫九枚去翅足同炒少時仍去斑猫條冷用　大腹皮淨洗焙乾七味各一兩

右件剉焙爲末酒煮麪糊圓菉豆大每服三十圓至五

十圓南木香煎酒空心下或防風牡丹皮煎酒下不能飲者於木香湯中防風牡丹皮湯內各少入酒並空心投亦可再用鹽炒茴香煎湯尤妙

金粟圓十九

治下痢赤白水穀不化

淨黃連一兩 神麴一兩別研爲末作糊 川芎 枳殼如前製 穀芽淨洗焙乾 赤茯苓去皮 白芷 南木香六味各半兩

右除木香別剉不過火餘六味焙入木香同爲末用神麴末煮糊圓粟殼大每服七十圓至百圓空心温米清

湯下不拘時

萬應圓二十

治諸般疳證胃口有熱飲食不進頭髮作穗面色痿黃

五倍子去內蟲屑　胡黃連　青皮去白　陳皮去白

黃檗　神麴　麥芽淨洗焙乾　三稜炮剉

莪朮炮剉　蕪荑　檳榔　龍膽草

川楝子肉　使君子肉十四味各一兩

右除檳榔不過火麥芽二味外餘十二味剉碎炒令微

焦色候冷同前麥芽檳榔研爲細末水煮麵糊圓麻仁

大每服三十圓至五十圓或七十圓温米清湯無時送下或空心兒小者圓作粟穀大粒數下法同前

金茱圓二十一

治冷疝氣痛及膚囊浮腫

金鈴子肉一兩　家茱萸半兩

右二味焙研爲末酒煮麪糊圓麻仁大每服三十圓至五十圓空心温鹽湯下温酒亦好兒小者圓作粟穀大粒數下法如前

二聖圓二十二

治腹內諸蟲及消穀逐水下氣去風

檳榔一兩　巴豆十五粒去殼膜內存油

右檳榔剉曬爲末巴豆碎切在乳鉢內極細杵仍入檳榔末同再杵勻麪糊圓菉豆大每服七十七圓至九十九圓用溫茶清五更初空心止投一服見蟲下盡進以稀粥自安

商陸圓二十三

治水腫小便不通勿拘遠近

商陸一兩　淨黃連半兩

右二味焙爲末薑汁煮麪糊圓菉豆大每服三十圓至五十圓用温紫蘇熟水空心下或温葱湯

枳殼圓二十四

治大府虚閉氣連日不通痢後裹急用之亦效利小便熱閉

枳殼不拘多少剉片麥麪炒過仍以清油潤透一宿焙乾

右焙爲末煉蜜圓作芡實大兒小者用甘草糯米煎湯化下一圓至二圓兒大者圓菉豆大每服三十圓或五十圓食前温米清湯送下小府熱閉用車前子煎湯候

温空心投之

濬川圓二十五

治水腫及單腹滿脹氣促食減徧身面浮

大戟　芫花醋炒　沉香　檀香

南木香　檳榔　莪朮　大腹皮焙乾淨洗

桑白皮剉炒九味各半兩　黑白牽牛曬研取生末一兩

巴豆去殼膜心存油三十五粒

右除牽牛末巴豆外前九味內有沉香檀香木香檳榔不過火餘五味焙乾同沉香等爲末就加牽牛末和匀

巴豆碎切在乳鉢內極細杵入前藥末同再杵勻水煮麪糊圓麻仁大每服十七圓濃煎葱湯候温五更初空心下去水未盡停一日減用十三圓次減作九圓再減至七圓湯使下法如前證退卽止仍投南星腹皮散如單腹腫甚能飲食氣壯者加甘遂末同圓取效仍忌有甘草藥餌不致相反

三聖圓二十六

治諸瘡不拘遠近

穿山甲一兩半湯浸透取甲剉碎同熱灰鐺內慢火炒令焦黃色

雞骨常山　雞心檳榔二味各一兩薄剉曬乾

右件再曬爲末水煮糯米粉爲糊圓菉豆大就帶潤以紅丹爲衣陰乾每服三十圓至五十圓未發前隔晚用酒空心投一服重則二服經久不瘥下祛瘧丹

莪朮圓二十七

和脾益胃消進飲食寬膈快氣悅色清神

莪朮炮剉　三稜炮剉　淨香附三味各四兩醋浸一七慢火煮乾再焙　檳榔一兩薄剉　生牽牛末一兩別研　青木香去蘆　穀芽淨洗焙乾　青皮去白三味各半兩　蓽澄茄　丁香　南木香三味各四錢

右除檳榔丁香木香不過火及牽牛末餘七味剉焙仍同檳榔丁香木香爲末臨入牽牛末和匀水煮麪糊圓菉豆大每服三十圓至五十圓無時用淡薑湯下温茶温酒皆好兒小者圓粟米大粒數下法如前

豆蔻圓二十八

治患豆瘡脾虚作瀉

肉豆蔻　南木香　縮砂仁三味各三錢

白龍骨　訶子肉二味各五錢　赤石脂

枯白礬二味各七錢半

右除木香不過火餘六味剉焙仍同木香爲末糊煮麪糊圓麻仁大每服三十圓至五十圓温米清湯空心送下或不拘時兒小者圓粟穀大下法同前

碧玉圓二十九

治痰嗽氣喘胸滿飲食減少睡不得寧煩燥有熱

青黛　明白礬生用　南星生用

滑石四味各二錢半　輕粉五十貼　全蠍十五尾去尖毒

巴豆四十九粒去殼膜心存油碎切入乳鉢極細杵

右除輕粉巴豆外餘五味或曬或焙爲末仍入前二味

同在乳鉢杵勻薑汁煮糯米粉爲糊圓粟穀大每服七圓至九圓或十一圓用淡薑湯空心投熱甚者薄荷湯下或不拘時

快活圓三十

治丁奚疳證皮膚瘦削骨露如柴肚大青筋小便白濁睡臥煩燥神氣昏沉常服健脾化積進食肥肌

烝餅一兩去頂剜空入青礬內半錢重仍以碎餅屑緊塞上用水紙封定灰火中炮透取出候冷用

右件剉焙爲末别以肥棗用米泔水浸經一宿飯上烝

少時去皮核用乳鉢爛杵如糊同前餅末亭分再杵匀圓麻仁大每服三十圓至五十圓温米清湯無時送下兒小者亦以米湯化服其烝餅不拘箇數大約以一兩大青礬半錢重爲定下常如前法製半斤作一料後人切勿以見方不重藥爲誤余嘗屢試屢驗其餅如南饅頭樣者

沉香檳榔圓三十一

和脾助胃進食淸神寬胸快膈順氣調中悦顔色壯筋骨理面帶痿黄肌膚瘦弱過食生果停寒在裏乳癖腹脹作痛及吐痢瘧腫瘥後諸疳蟲積並皆可投

沉香　檳榔　檀香　南木香　丁皮　三稜炮剉　莪朮炮剉　神麴炒　穀芽洗焙　厚朴同上製

蒼朮同上製　使君子肉剉以屋瓦焙乾　青皮去白　陳皮去白

縮砂仁　益智仁　淨香附　枳殼同上製　良薑同上製十九味各半兩　粉草炙一兩半

右除沉香檳榔檀香木香丁皮不過火餘十五味剉焙仍同沉香等爲末水煑麪糊圓麻仁大每服三十圓至五十圓温米清湯無時送下兒小者不能吞嚥煉蜜圓如芡實大每以一圓或二圓温湯化服

右六味大合以一圓攻二圓温分服
五十圓温米湯細研送下兒小者不能齊漿灌圓
外用洗百藥[illegible]木散藥[illegible]調和仁大熱服三十圓洗
[illegible]歸洗香精[illegible]拌研末[illegible]不過分肆上五分[illegible]
味[illegible]牛蒡子十[illegible]苦[illegible]丁爾效半一
細菊仁分仁半[illegible]治[illegible]
蒼朮[illegible]上分甘半肉[illegible]
[illegible]
流[illegible][illegible]三不[illegible]丁皮三

膏類

硃砂膏一

五心煩熱，喉痰壅盛，驚風搐搦，渴飲無時，睡中不寧，見人煩燥，口瘡糜爛。

硃砂水飛，五錢　牙消　鵬砂　玄明粉三味各二錢半

麝香一字　金箔　銀箔各十五貼　白附子如前製，二味各三錢

枳殼　川芎　粉草二味各四錢　人參去蘆

黃芩　薄荷葉三味各二錢

右前七味入乳鉢杵勻，後七味剉焙爲末，仍入鉢中同

前藥和煉蜜圓芡實大每服一圓至二圓用麥門冬熟水無時化服

如意膏二

治痰喘氣促咳嗽連聲不已冷熱二證皆可投

半夏炮裂　南星炮裂二味各一兩半

右二味爲末以生薑汁和匀捻作小餅如錢樣用慢火炙乾再爲末復取薑汁如前經兩次炙乾仍焙爲末煉蜜圓芡實大每服一圓至二圓仍用薑蜜湯無時化服有熱以薄荷湯

地黄膏三

治口内舌上生瘡作痛飲食艱進晝夜煩啼

山梔仁 菉豆粉二味各一兩半 粉草六錢

右件或曬或焙爲末用生地黄爛杵取汁一兩半好蜜一兩半以薄瓦器盛在銅鐵銚中水煮成膏如稀糊相似候冷亭分入前藥末同在乳鉢再杵勻圓芡實大每以一圓至二圓麥門冬熟水無時化服兒大者每用一圓納口内含化或以新汲水調點舌上

烏梅膏四

治諸渴不止吐瀉後口乾無味及病中昏悶咽痛不利心悸似驚此藥品味不寒不燥用得其宜暑月出路含化則津液生而煩渴少神效異常

人參去蘆　檀香剉曬　薄荷葉三味各半兩

烏梅肉薄切用屋瓦慢火焙乾　乾葛　縮砂仁

百藥煎　粉草五味各一兩

右除檀香不過火烏梅肉別焙餘六味或曬或焙仍同前二味研為細末煉蜜圓芡實大每服一圓或二圓無時含嚥兒小者麥門冬熟水化服

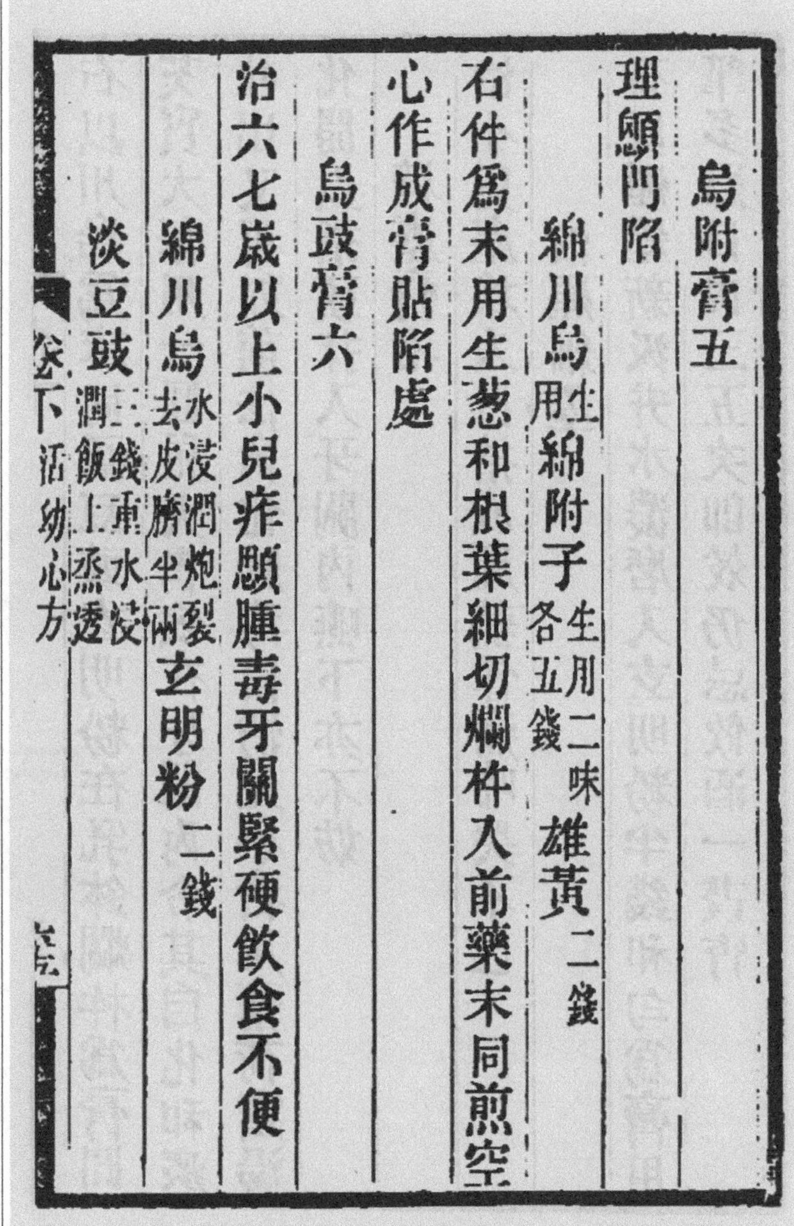

烏附膏五

理頤門陷

綿川烏生用 綿附子生用二味各五錢 雄黃二錢

右件爲末用生葱和根葉細切爛杵入前藥末同煎空心作成膏貼陷處

烏豉膏六

治六七歲以上小兒痄顋腫毒牙關緊硬飲食不便

綿川烏水浸潤炮裂去皮臍半兩 玄明粉二錢

淡豆豉三錢重水浸潤飯上烝透

右以川烏爲末同焇豆豉玄明粉在乳鉢爛杵爲膏圓芡實大每用一圓兒大者安在牙關內令其自化和痰吐出又再如前法含化腫毒自消兒小者用薄荷蜜湯化開以指頭抹入牙關內嚥下亦不妨

辟塵膏七

治小兒塵埃入目揩成腫熱作痛啼哭不已

油煙細墨

右以煙墨新汲井水濃磨入玄明粉半錢和匀爲膏用筆多點目內三五次即效仍忌飲酒一晝符

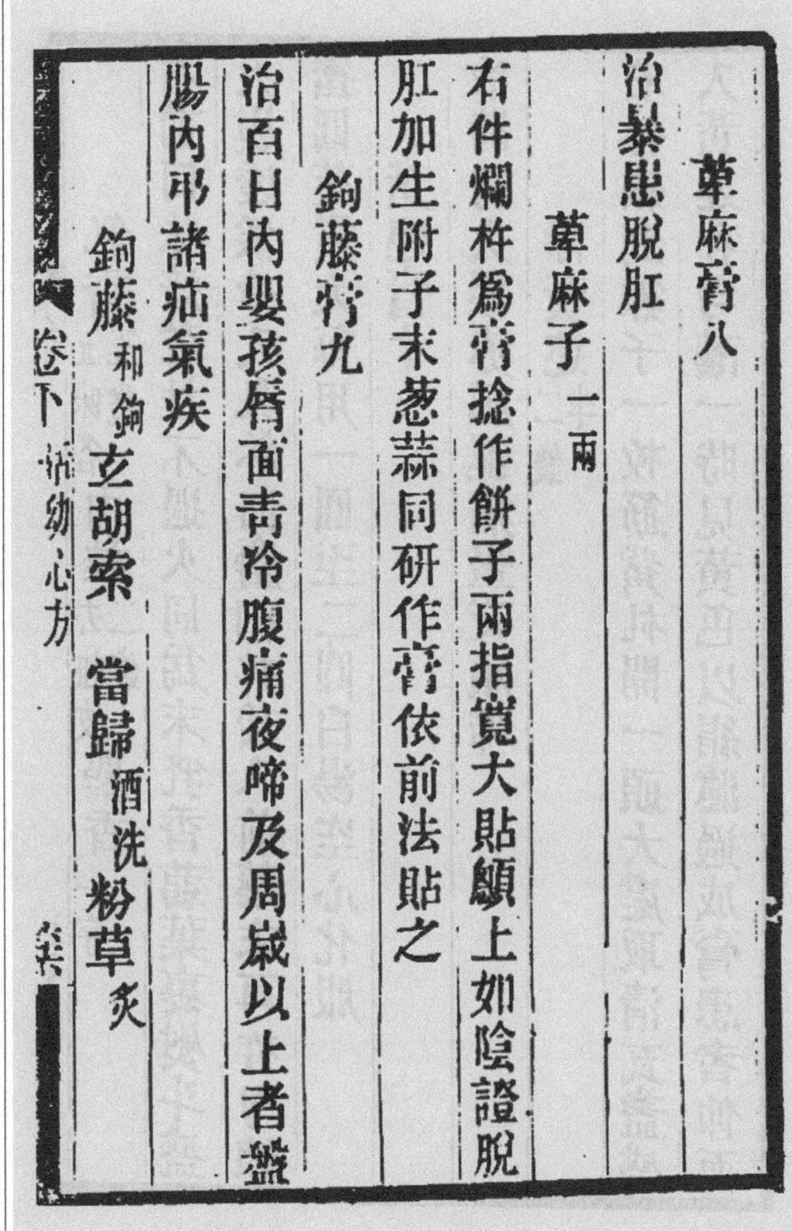

蓖麻膏八

治暴患脫肛

蓖麻子 一兩

右件爛杵爲膏捻作餅子兩指寬大貼顖上如陰證脫肛加生附子末葱蒜同研作膏依前法貼之

鉤藤膏九

治百日內嬰孩脣面青冷腹痛夜啼及周歲以上者盤腸內吊諸疝氣疾

鉤藤 和鉤 玄胡索 當歸 酒洗 粉草 炙

卷下 活幼心方 叁

乳香五味各五錢　肉桂去粗皮二錢　麝香一字

右前四味焙乾桂不過火同爲末乳香蒻葉裹熨斗盛火熨透候冷入乳鉢同麝細杵後入前藥末再杵勻煉蜜圓芡實大每用一圓至二圓白湯空心化服

黃連膏十

治時行火眼赤腫澀痛晝夜煩啼

淨黃連二錢半

右件細剉雞子一枚筋角札開一頭大處取清瓦盞盛入黃連和勻釀一時見黃色以絹濾過成膏患者仰面

臥外令人挑一字許頻點目內覺口中有苦味滿舌上藥之驗也豆瘡餘毒攻眼眵多有熱用之亦驗

益中膏十一 一名助胃膏

治脾胃虛弱吐瀉腹脹肚疼困倦有因感冷而瀉夜起頻數大便過時食不剋化

肉豆蔻 丁香 縮砂仁

訶子肉炮去核四味各二錢半 粉草炙 青皮去白二味各半兩

陳皮去白一兩 馬芹淨洗焙乾三錢

右除丁香不過火餘七味焙仍同丁香爲末煉蜜圓芡

實大每用一圓至二圓白湯空心化服

玄霜膏十二

治一切湯火瘡但傅上痛止更無瘢痕

好糯米五升或不拘多少

右用堅硬鐵器盛貯見天處以雪水浸一二月不問腐爛仍用竹器撈出於大筲箕內別取淨水淋過曬乾焦炒研爲細末新汲井水調塗患處如乾燥又以軟雞翎蘸水添拂瘡上使之滋潤痛減藥少再添用自然效速

末久成團再研細一名玄霜散炒透黑色煙清爲度

清涼膏十三

治暴赤火眼腫痛及血瘤作疼發熱

大黃　淨黃連　黃檗　赤葛

細辛和葉　薄荷葉　風化朴消七味各一兩

右前六味或曬或焙爲末臨入朴消乳鉢内同杵匀每用一錢至二錢冷水加薑汁調塗太陽或新汲井水調妙熱瘤以涼米湯水調搽患處

劫風膏十四

治急慢驚搐臍風撮口牙關緊閉痰涎壅盛咽喉腫痛

葳靈仙去蘆一兩半細剉焙研爲末

右用皂莢三兩去皮茲搥損挪温水一盌絹濾過慢火熬若稀糊入醋醋半兩再熬三五沸去火候冷用前藥末亭分乳鉢内杵匀圓芡實大先用鹽梅肉擦牙根次以此膏一圓或二圓温白湯濃調抹入左右牙關内卽開續進别藥熬時得瓦器爲上銀器尤佳及解風痰壅盛淡薑湯調化無時少與含嚥咽喉腫痛温茶清調下或薄荷湯

千金膏十五

治水瀉痢瀉下痢赤白腹痛煩渴

橡斗子一兩　細茶　白薑

甘草三味各二錢半　白芷五錢

右件剉焙為末煉蜜圓芡實大每服二圓至三圓溫米清湯空心化下入醋與蜜相亭為膏尤妙湯溫化服一

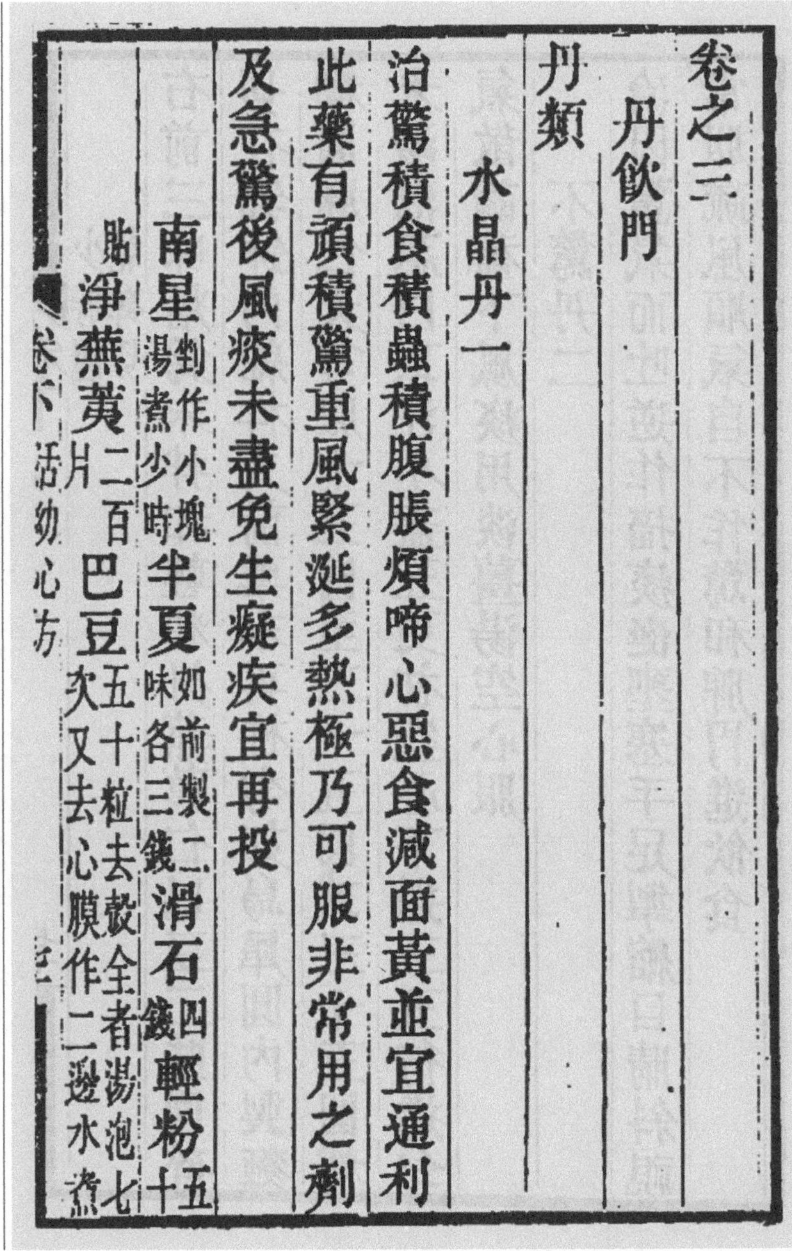

卷之三

丹飲門

丹類

水晶丹一

治驚積食積蟲積腹脹煩啼心惡食減面黃並宜通利此藥有須積驚重風緊涎多熱極乃可服非常用之劑及急驚後風痰未盡免生癡疾宜再投

南星剉作小塊湯煮少時 半夏如前製二味各三錢 滑石四錢 輕粉五十貼 淨蕪荑二百片 巴豆五十粒去殼全者湯泡七次又去心膜作二邊水煮

少時𣏌乾碎切

右前三味焙爲末拌和輕粉外蕪荑仁巴豆二味同碎切在乳鉢內細杵入前藥末再杵匀如烏犀圓內製麵糊圓麻仁大每服十五圓至二十五圓或三十五圓糯米湯泡葱白取汁小盞五更初空心下過三五行進匀氣散調補下風痰用淡薑湯空心服

不驚丹二

治因驚氣而吐逆作搐痰涎壅塞手足掣縮目睛斜視常服疏風順氣自不作驚和脾胃進飲食

枳殼同上製一兩　淡豆豉焙乾　茯神去皮木根　南星同上製三味各半兩　蠍梢五十尾去尖毒　淨蕪荑二錢半先入乳鉢內極細研爛

右除蕪荑外餘五味焙爲末再同蕪荑乳鉢內杵勻醋煮糯米粉糊爲圓周歲內嬰孩粟穀大每服三十圓至五十圓乳汁下三歲以上者麻仁大每服五十圓及六十圓温米清湯下候一時得喫乳食

鶴頂丹三

治陰陽二證結胸神妙勝陷胸承氣瀉心三藥

明白礬一兩　真銀硃半兩

右二味同研爲末用熨斗盛少炭火坐小瓦盞在上平抄礬硃末一錢入盞中鎔化急刮出就搓成圓如有前證每用一圓研細茶清調匀温服或入薑汁少許同炒下聽心上有隱隱微聲結者自散不動藏府不傷真氣無問虛實證皆可投白礬能化痰解毒銀硃是水銀或硫黃煉成汁專破積聚故治結胸

黑虎丹四

治諸般風證

草烏去黑皮只一兩生用 川烏去黑皮生用 甘草二味各七錢半 麻黃

不去根節甘松　熟乾地黃淨洗　藿香葉　白芷

油煙墨燒存性　猪牙皂莢　川芎　當歸

何首烏　南星生用　僵蠶去絲　赤小豆

羌活　白膠香　木鼈子去油十六味各半兩

右件剉碎或焙或曬研爲細末糯米粉煮糊圓麻仁大每服三十圓至五十圓或七十圓稍空心用淡薑湯下兒小者圓作粟穀大治法如前

卻暑丹五、

治小兒暑月五心煩熱睡臥不穩無時嗞嗽及小便少

乳食減渴飲水漿

硃砂末水飛三錢 黄芩末 甘草末二味各半兩

五苓散末二兩

右件和匀煉蜜圓芡實大每服一圓至二圓麥門冬熟水無時化服臨睡時投亦佳

四神丹六

治水瀉赤白痢

淨黄連一兩三錢 黄蘗去粗皮七錢 白薑

當歸酒洗焙乾二味各七錢半

右四味薄剉或曬或焙爲末用烏犀圓內製飯糊圓麻仁大每服三十圓至五十圓烏梅煎湯空心下其他病證多好甘甜鹹美惟瀉痢惡之專喜酸苦澀淡爲上故以烏梅作湯使兒小者圓粟穀大下法同前

祛瘧丹七

治瘧疾經久不瘥

常山二兩細剉　烏梅和核一兩薄切　紅丹半兩

右除烏梅屋瓦別焙常山或曬或焙仍同烏梅紅丹研爲細末糯米粉煮糊圓麻仁大每服三十圓至五十圓

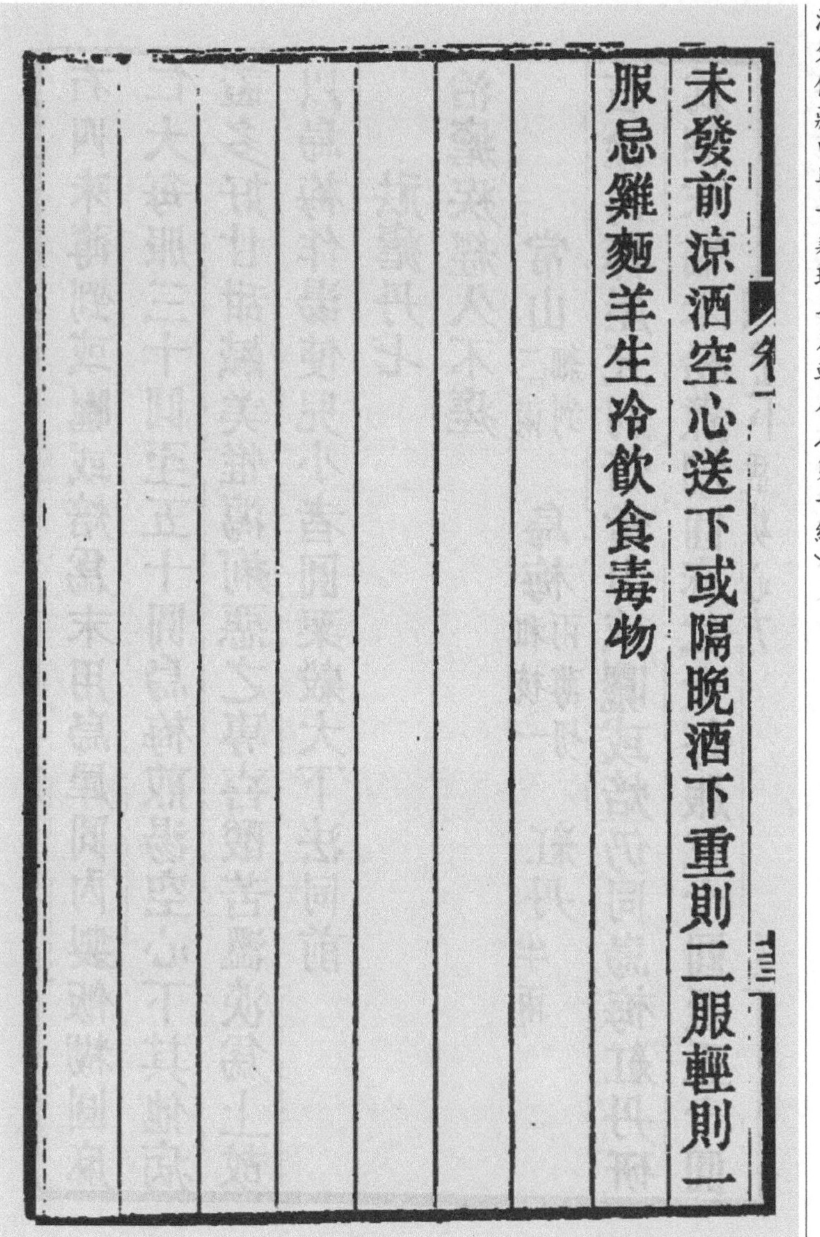

未發前涼酒空心送下或隔晚酒下重則二服輕則一
服忌雞麪羊生冷飲食毒物

飲類

百傷飲

主百物所傷感冒風寒邪氣不拘冷熱二證並宜可服惟慢驚慢脾不用

乾葛三兩　淨香附二兩　升麻淨洗　青皮去白

陳皮去白　穀芽淨洗焙乾　麥芽淨洗焙乾　桔梗剉炒

紫蘇和根　縮砂仁　甘草　神麴炒

赤芍藥各一兩　十一味　麻黃同上製　枳殼同上製各七錢半　二味

右件㕮咀每服二錢水一盞煎七分無時溫服或入薑

葱同煎有積加水酒麴熱多添燈心竹葉煎投

速效飲二

治長成小兒因他物或跌著觸損兩目血脹腫痛

荆芥穗　薄荷葉二味各半兩　草決明一兩微炒

甘草三錢生用

右爲粗末和半生半炒芝蔴等分炒二錢在掌中盛以乾喫咀嚼味盡吐去渣如此法投三五次即效

柴胡飲三

治骨烝疳氣五心煩熱日晡轉盛口乾無味渴多身瘦

胸滿痰緊小便黄色食減神昏

北柴胡去蘆淨洗　人參去蘆　當歸酒洗　黄芩

赤芍藥　甘草炙各一兩　大黄生用　桔梗去蘆剉炒　六味

北五味去梗　半夏同上製四味各半兩

右件㕮咀每服二錢水一盞烏梅小角薑二片煎七分

無時溫服

四順飲四

治血脈壅實藏府生熱頰赤煩燥四肢驚掣及因乳哺

過傷寒暄失理令兒腸胃不調藴畜積滯並風熱結核

頭面多生瘡癤目赤咽痛

當歸酒洗二兩　大黄一兩半　赤芍藥三兩　甘草一兩

右件剉焙爲末每服一錢湯調温服不拘時

清肺飲五

治肺受風邪客熱嗽聲不斷氣促喘悶痰壅鼻塞流涕失音及解時行疹毒豆瘡涎多咳嗽咽痛煩渴

人參去蘆半兩　柴胡淨洗二兩　杏仁湯泡去皮尖　桔梗剉炒

赤芍藥　荆芥　枳殼同前製　桑白皮剉炒

北五味　麻黄同前製　半夏同前製九味各一兩

旋復花五錢　甘草一兩半

右件㕮咀每服二錢水一盞薑二片葱一根煎七分無時溫服或入薄荷同煎

沖和飲六

治感冒風寒頭疼發熱肩背拘急惡心嘔吐腹痛膨脹兼寒濕相搏四肢拘急冷氣侵襲腰足疼痛

蒼朮同上製一兩二錢　人參去蘆　前胡去蘆　桔梗剉炒三味各五錢　枳殼同上製　麻黄同上製　陳皮去白三味各三錢　川芎　白芷同上製　半夏同上製　當歸酒洗　薄桂去粗皮　白芍藥

赤茯苓去皮七味各一錢半 乾薑 厚朴同上製二味各二錢

甘草炙七錢半

右爲㕮咀每服二錢水一盞薑二片葱一根煎七分無時溫服傷冷惡心嘔吐煨葱同煎開胃進食加棗子煎空心溫投寒疝痛入鹽炒茱萸茴香同煎

明目飲七

治心脾蘊熱肝受風邪致兩目羞明經久不瘉

山梔仁 淨香附二味各一兩 夏枯草去梗半兩

右件㕮咀每服二錢水一盞蜜大匙煎七分無時溫服

玉露飲八

治頰赤咽乾心煩燥睡不穩身熱頭痛兼中暑發渴昏悶小便不通驚氣入腎夢中齘牙加金珠散薄荷湯空心調服

寒水石（中有細紋以手可碎者是）石膏（潔白堅硬而有牆壁者是二味各一兩重）

甘草（三錢曬乾天陰火焙）

右除前二味外甘草剉曬或焙同爲細末每服半錢至一錢溫湯無時調服或麥門冬熟水

寬氣飲九

主通利關節除胸膈痞結消痰逐水進美飲食及治蓄氣而成搐傳變急慢驚風氣逆不和精神昏倦

枳殼同上製 枳實同上製二味 人參去蘆 甘草炙二味各一兩 各半兩

右件剉焙爲末每服半錢至一錢淨湯無時調服驚風痰搐加薑汁葱湯同調熱極者入寬熱飲薄荷蜜湯調下或麥門冬湯

菉豆飲十

解誤服熱劑煩燥悶亂或作吐或狂渴宜先投之次服對證藥劑

菉豆粉一兩　淨黃連　乾葛　甘草三味各半兩

右除菉豆粉外餘三味或曬或焙爲末入乳鉢同菉豆粉杵勻每服半錢至一錢溫豉湯調服

寬熱飲十一

主伏熱在裏風痰壅滿氣促昏悶或脾胃停滯日久飲食減少面黃脈實發熱無時並宜可服

枳殼去瓤一兩剉片巴豆十五粒作二邊去殼膜心同炒枳殼見微黃色去巴豆片

大黃一兩　粉草七錢半　玄明粉二錢半

右前三味剉焙爲末臨入玄明粉乳鉢內同前藥末杵

匀每服半錢至一錢兒小者抄一字並用薑蜜湯無時調服或薄荷湯

赤蒼飲十二

主脾胃因虛受溼面浮而黃或徧身作腫飲食減少氣不升降小便赤色腹肚膨脹咳嗽有痰及腫後當服神妙加草果仁炮過水薑棗煎投

赤茯苓去皮 蒼朮同上製二味各一兩半 枳殼同上製一兩

藿香和根 半夏同上製 淨香附 紫蘇和梗

厚朴同上製 陳皮去白六味各七錢半 甘草炙一兩二錢

右件㕮咀每服二錢水一盞薑二片煎七分無時温服

化蟲飲十三

治化蟲毒在腹作痛

檳榔　酸石榴根皮淨洗焙乾二味各一兩　紅丹煆過

雷丸　貫衆如雞頭者佳　使君子肉薄切焙四味各二錢半

甘草炙　枳殼製同上　大黃三味各五錢

右爲細末用清油煎雞子一枚如春餅樣候冷抄藥末一錢於上攤勻空心捲而食之兒小者用糯米粉水煮糊圓粟殼大每服十五粒至三十圓以淡猪肉汁空心

下雞肉汁亦好

玄參飲十四

治瘰癧證及頸上生惡核腫痛

玄參　升麻二味各五錢　川烏炮裂去皮臍　草烏炮裂去皮

當歸酒洗　川芎　赤葯　生乾地黄

赤芍藥七味各二錢半　甘草三錢　大黄半生半炮四錢

右件㕮咀每服二錢水一盞薑二片煎七分無時温服

參香飲十五

治胃虚作吐投諸藥不止

人參去蘆一兩 沉香 丁香 藿香和梗

南木香四味各二錢半

右件㕮咀每服二錢水一盞煎七分去渣臨入薑汁少許作三次空心溫服

健脾飲十六

健脾養胃理嘔吐治瀉痢及諸病後氣色虛弱有痰惡心腹中微痛飲食減精神慢並宜投服

厚朴同上製再熱炒入釅醋淬透仍以慢火炒乾 人參去蘆二味各一兩

白茯苓去皮 肉豆蔻 半夏同上製 益智仁

淨香附五味各二錢半 良薑剉片東壁土炒 訶子肉二味各二錢

甘草炙五錢

右件㕮咀每服二錢水一盞薑三片棗一枚煎七分空心温服或無時

五皮飲十七

主頭面四肢浮腫時有微喘飲食不進

大腹皮淨洗焙乾 桑白皮去粗皮剉炒 茯苓皮淨去泥土

生薑皮略洗焙乾 陳皮去白五味各一兩

右件㕮咀每服三錢水一盞煎七分無時温服此劑但

多投自然作效勿以見方不重藥爲誤

立效飲十八

主口內牙根舌上發瘡作痛致語言飲食不便咽痛茶清調下

淨黃連一兩　北細辛去葉二錢半　玄明粉二錢

右件細剉或曬或焙爲末仍同玄明粉乳鉢內杵勻每用一字乾點患處或以一錢新汲井水調塗瘡上兒小者畏苦不肯點嚥用蜜水調抹爛處及舌上令其自化

沉香飲十九

治吐痢後神昏倦怠飲食減少脾胃氣虛水穀不化或隨時直下五心煩熱盜汗常出或聞食心惡

沉香　丁香　南木香　藿香葉四味各二錢半

陳皮去白　白朮　半夏同上　白茯苓去皮

肉豆蔲五味各五錢　粉草炙三錢

右除沉香丁香木香不過火餘七味或曬或焙仍同前三味研爲細末每服半錢至一錢用紫蘇木瓜煎湯空心調服棗湯亦好

拔毒飲二十

解風熱毒氣上攻頭項浮腫作痛發驚及治發斑

天花粉去粗皮一兩 生乾地黄淨洗 白芷 當歸尾 酒洗 桔梗剉片蜜水炒過 甘草半兩 五味各

右件㕮咀每服二錢水一盞煎七分無時温服

藿香飲二十一

理虚化痰及治脾胃不和飲食少進正氣除邪

人參去蘆 半夏同上製 赤茯苓去皮 甘草炙四味各一兩

蒼朮同上製二兩 陳皮去白 藿香去皮二味各七錢半

厚朴同上製一兩半

右件㕮咀每服二錢水一盞薑二片棗一枚煎七分空
心溫服或入燒鹽同煎

參蘇飲二十二

解驚風煩悶痰熱作搐咳嗽氣逆脾胃不和

人參去蘆 紫蘇和梗 前胡去蘆 乾葛 半夏同上製 赤茯苓去皮 六味各七錢半 枳殼同上製 陳皮去白 桔梗剉炒 甘草四味各五錢

右件㕮咀每服二錢水一盞薑三片煎七分無時溫服

紫草茸飲二十三

和益脾胃催張豆瘡庶使易收不致傳變

紫草茸（無嫩茸取近蘆半寸者代）　人參（去蘆）　黄耆（生用）

當歸（酒洗去尾）　白芍藥　甘草（六味各半兩）

右件㕮咀每服二錢水一盞糯米五十粒煎七分無時溫服或入棗一枚去核同煎

天麻飲二十四

治諸般風搐不省人事

天麻（明亮者）　川烏（炮裂去皮二味各七錢）

右件㕮咀每服二錢水一盞薑三片慢火煎若稀糊無

時勤與温服

黑白飲二十五

治臍風氣實者及急驚壯熱發搐

黑牽牛半生半炒 白牽牛半生半炒 大黄生用 陳皮去白

檳榔五味各半兩 甘草炙三錢 玄明粉二錢

右除檳榔不過火餘五味或曬或焙仍合檳榔爲末同玄明粉入乳鉢再杵匀每服半錢至一錢温蜜湯調化空心投服或無時此藥新合最妙久則效遲

白附飲二十六

治肝風剋脾土痰涎壅盛和飲食吐出蓋風能生痰痰壅甚食故吐出

白附子　南星生用　半夏生用　川烏生用仍去皮臍

天麻明亮者　陳皮去白　南木香　全蝎去尾尖毒

僵蠶去絲　丁香各二錢

右件㕮咀每服二錢水一盞半薑三片慢火煎七分作五次空心溫服

二仙飲二十七

治瘧疾不拘歲月遠近

青蒿去梗二兩五月五日采暴乾用　桂枝去粗皮半兩

右二味剉曬爲末每服一錢寒熱未發前用涼酒調服或先隔晚亦以酒調下加香薷葉二兩好茶芽半兩合研成末又名斬邪飲治證下法同前療暑瘧尤勝

雙金飲二十八

治下痢赤白晝夜頻密及泄瀉經久

大罌粟殼去蔕剉碎蜜水炒透曬乾一兩　大川芎剉碎醶醋炒透候乾半兩

右二味再曬或焙爲末每服一錢至二錢用粳米清湯空心調服或溫蜜湯

大順飲二十九

解冒暑毒煩渴吐瀉腹痛發熱神昏或衄血咯血及大府下血小便黄少口乾汗多

細麴二十兩　生薑十六兩　赤茯苓去皮　粉草二味各五兩

右先以生薑方切如菉豆樣石鉢内略杵爛入麴再杵匀攤作薄片烈日中暴乾赤茯苓粉草二味細剉同前薑麴片或曬或焙合研爲末每服一錢至二錢新汲井水無時調服或温熱湯

快斑飲三十

治痘瘡出不快

麻黄去節存根一兩半略以酒潑透一宿焙乾 紅色麴半兩

薄桂去粗皮 甘草三錢二味各

右剉焙爲末每服一錢用溫白湯無時調服

消暑清心飲三十一

解伏熱中暑煩燥作渴神氣不清及有驚搐名暑風證投之即效

香薷去老梗 澤瀉去粗皮二味各一兩 扁豆同上製 淨黄連

羌活 猪苓去皮 厚朴同上製 白术

乾葛　赤茯苓去皮　升麻　川芎十味各半兩
甘草一兩二錢

右件㕮咀每服二錢水一盞煎七分無時帶凉服治暑風證先投此劑得效次服卻暑丹其搐不致再發

定喘飲三十二

治夾風痰喘氣促不拘冷熱二證

人參去蘆　麻黄不去根節　防己去黑皮　訶子去核
半夏同上　甘草六味各五錢

右件㕮咀每服二錢水一盞薑二片煎七分無時溫服

常山飲三十三

治瘧後單熱不退

常山 檳榔二味各二兩 烏梅一兩和核

右前二味各剉片各用醋醃一宿常山炒乾檳榔曬乾仍同烏梅㕮咀每服二錢水一盞煎七分熱未發先空心帶涼服仍忌雞酒羊麪生果毒物有寒熱經久不除者加此劑於小柴胡湯或藿香飲內同煎亦效

消毒飲三十四

解急驚風毒赤紫丹瘤壯熱狂燥睡卧不安胸膈滿悶

咽喉腫痛九道有血妄行及偏身瘡疥

牛蒡子六兩 荆芥穗二兩 甘草一兩

右爲㕮咀每服二錢水一盞煎七分無時溫服

縮砂飲三十五

和胃氣消宿食及理腹痛快膈調脾

沉香一兩 縮砂仁 烏藥二味各二兩

淨香附四兩 甘草炙一兩二錢

右除沉香不過火餘四味剉焙仍同沉香研爲細末每服一錢用溫鹽湯無時調服或空心燒鹽湯調下亦好

及紫蘇棗湯尤妙

定吐飲三十六

治吐逆投諸藥不止用此神效

半夏同前製㕮咀如菉豆大篩去細末二兩 生薑淨洗拭乾和皮二兩

薄桂去粗皮㕮咀三錢

右生薑切作小方塊如菉豆大同前半夏和匀入小鐺內慢火順手炒令香熟帶乾方下桂再炒匀微有香氣以皮紙攤盛地上出火毒候冷略篩去黑焦末每服二錢水一盞薑二片煎七分稍空心少與緩服

萬安飲三十七

此劑能推陳致新除邪輔正和益脾胃宣通氣血調順飲食疏解風寒寧心化痰去煩理熱不拘證在表裏並宜可投常服百病不生貞元益固補養諸虛亦有驗矣此方與宣明論當歸飲相類不遠治法最多其藥品之外惟加枳殼半夏

人參去蘆　當歸酒洗　大黃生用　防風去蘆

柴胡去蘆　枳殼同前製　半夏同上製　芍藥淨洗

黃芩　甘草十味各一兩　滑石末六兩

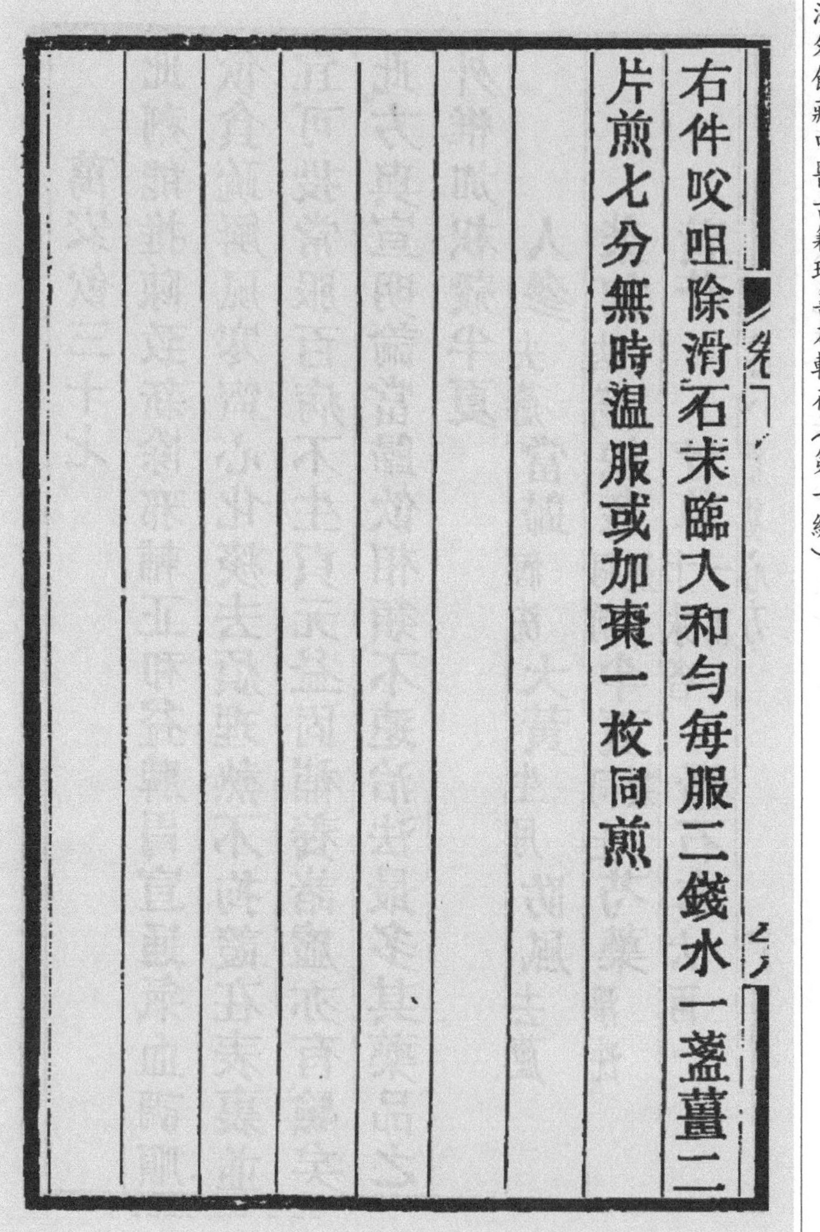
右件㕮咀除滑石末臨入和匀每服三錢水一盞薑二片煎七分無時温服或加棗一枚同煎

卷之四

金餅門

金類

一字金一

治初生嬰孩一七之外欲成臍風撮口及卒中急驚慢風牙關緊閉痰涎上壅

僵蠶去絲 威靈仙去蘆二味各四錢 明白礬生用二錢

細辛去葉一錢 甘草生用二錢半

右件剉焙爲末每服一字至半錢薑汁沸湯調和以指

抹入牙斷內治卒中急慢驚證口噤不開用鹽梅湯調

擦上下牙根二處

一匕金二

治豆瘡黑陷或變紫黯色證在急危但投此藥亦能頓

蘇而復紅壯則此劑又勝人齒散若精神昏慢口鼻氣

冷不復救矣

穿山甲同上製五錢　紅色麴炒　川烏一枚灰火中帶焦炮二味各二錢半

右研爲末入麝香半字同在乳鉢杵匀每用一匕用葱

白濃煎湯調下止投一服或二服

一抹金三

治偏身生瘡潰爛如糜梨燥痛膿汁不乾

黎蘆淨洗焙　蛇牀子去埃土　紅丹火飛過三味各五錢　硫黃

赤石脂　明白礬火飛過　五倍子去內蟲屑　黃蘗去粗皮五

味各二錢　輕粉五十貼

右前八味或曬或焙爲末仍同輕粉在乳鉢再杵勻用

生肥猪膏碎切以瓦鉢和藥末爛杵塗抹患處或淸油

調搽亦可

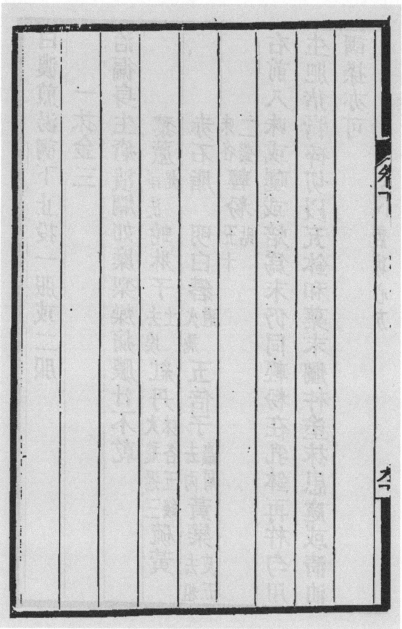

餅類

香橘餅一

治嬰孩過傷乳食或吐或瀉及病後虚中感積成痢氣弱神昏面黄目慢

南木香　陳橘皮去白　青皮去白三味各二錢半

厚朴同上製七錢　縮砂仁　神麯經紙裹炮

麥芽淨洗焙乾三味各五錢　三稜炮剉三錢

右除木香不過火餘七味剉焙仍同木香研爲細末煉蜜捻作餅子如芡實大每服一餅至三餅用棗湯化開

空心温投米湯湯亦可

通聖餅二

治大府閉澀連日不通滿腹膨脹氣壅悶亂服藥罔效

淨黄連二錢　巴豆　生蒜一箇　生鹽半錢

右以黄連剉碎爲末同後三味石鉢内爛杵捻作餅子寸半闊貼臍緊搓乾艾切作菉豆大五枚作五次安臍間餅子上以火灸之卽通

薑豉餅三

治久因溼氣中於膀胱復爲風邪客熱攻激小便不利

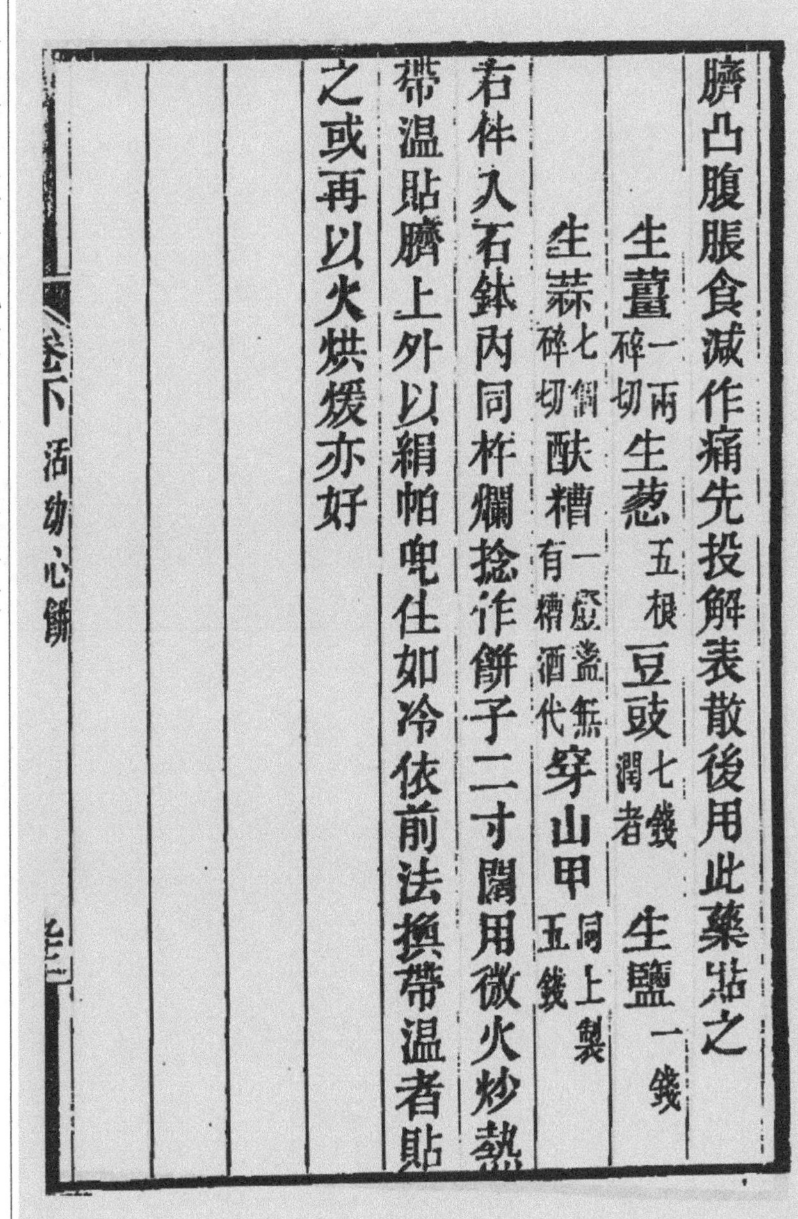

臍凸腹脹食減作痛先投解表散後用此藥貼之

生薑一兩碎切　生葱五根　豆豉七錢潤者　生鹽一錢

生蒜七個碎切　酥糟一盞無有糟酒代　穿山甲五錢同上製

右件入石鉢內同杵爛捻作餅子二寸闊用微火炒熱帶溫貼臍上外以絹帕兜住如冷依前法換帶溫者貼之或再以火烘煖亦好

拾遺方

香艾圓一

此劑小兒常進驚積自除色澤殊異手足肥健脾胃調和兼理男子婦人諸虚不足生氣血暖中焦固養精神消進飲食男子服之身體强壯寒暑耐安婦人投之百病不生經脈通順

淨香附一斤　乾艾葉四兩

右二味瓦器盛用醋醋浸經七日於淨鍋內用火煑令醋盡就炒乾研爲細末仍用醋煑粳米粉爲糊入乳鉢

等分杵匀小兒圓如蘿蔔子大人圓如梧桐子每服三十圓至五十圓或七十圓湯酒米飲隨意送下並不拘時婦人血氣素虚無生育者加琥珀二兩同作圓服極效粒數湯使下法亦依前或用棗湯

烏白圓二

治五六歲已上小兒頭風苦痛或一邊作痛及療耳聤耳

綿川烏湯浸潤略炮去皮臍　草烏略炮去皮

川白芷　蒼朮如上製四味各一兩

右件剉焙爲末，用生葱汁合麪糊圓菉豆大，慢火焙乾，晴曬亦好。每服三十圓至五十圓或七十圓，食後臨卧用温清茶送下。其葱汁法：用生葱不去根葉，入水同搗爛取汁。

旣濟解毒丹三

治小兒中熱，睡中齘牙，夢語驚悸不寧，或吐血、溺血，強渴引飲，手足動揺，狀似鬼祟，並宜投服。

淨黃連五分 黃檗去粗皮 黃芩淨者 大黃三味各二錢半 肉桂去粗皮 枳殼同上製 白茯苓去粗皮三味各二錢 甘草生用七錢

右除桂不過火餘七味剉焙仍同桂爲末滴水乳鉢内熟杵圓菉豆大帶潤以水飛硃砂末爲衣陰乾每服三十圓至五十圓用麥門冬熟水無時送下吐血溺血梔子仁煎湯下兒小者薄荷湯磨化投服

輕粉散四

治長成小兒䘌蛀牙疼飲食不便

輕粉　白礬生用　雄黄　紅丹四味各一錢　麝香半字

右件入乳鉢細杵爲末先用五倍子鶴虱生葱煮水大半盌候溫灌漱令淨炙以前末藥一字或半錢擦患處

六七次即效

獨聖散五

治嬰孩滿口白屑或如粟穀糜爛作痛不能乳食晝夜煩啼此名鵝口證

大北南星剉開白者爲佳不拘多少

右件爲末炒一錢或二錢醋蜜調塗顖門上於中間留一小指大不塗及傅男左女右足心仍以立效飲温蜜水調點舌上令其自化尤佳

藿香托裏散六

治諸腫毒癰疽已潰未潰者及丁瘡流注徧身並內外一切黃證惡心嘔逆憎寒壯熱晝夜疼痛不拘老少悉宜服之此藥非特解毒大能正氣理虚袪風去煩排膿活血定痛消腫

藿香　連翹　山梔仁　川當歸酒洗

木通去節　芍藥　僵蠶去絲　甘草八味各二錢半

大黃生用　茵陳　黃耆生用　貝母四味各五錢

右件㕮咀每服二錢酒水各大半盞煎八分病在上食後溫服病在下食前溫服

拔毒散七

治瘋犬惡犬所傷不拘老幼並宜可投

斑貓七枚去翅足用屋瓦盛入糯米同一處匀炒候米黄爲度以乳鉢細杵羅過不用米

黑牽牛末二錢半先曬研取末

右二味和匀用無灰温酒調作一服空心投其毒自小便中出或從大府過似蒲萄肉或如犬形見毒出盡尚覺腹中有痛取用青黛入乳鉢杵匀仍羅爲末每服三錢井花水調下二服不拘時

神應散八

治小兒大人虚嗽神效

罌粟殼去梗蔕剉碎蜜水炒透　杏仁湯泡去皮尖炒過　白膠香浮者水煮過濾乾　人參去蘆　阿膠剉碎炒過　麻黄去節存根　烏梅和核五味各二兩　桑白皮去粗皮剉碎蜜水炒透　款冬花浮者四味各一兩　甘草炙一兩

右件㕮咀，每服二錢，水大盞，薑三片，棗一枚，煎八分，空心温服，或不拘時。

涼肺散丸

治小兒大人一切實嗽

桑白皮去粗皮剉碎蜜水炒過二兩　桔梗剉炒　天花粉淨者

乾葛 麻黃不去根節 薄荷和梗 黄芩 杏仁不去皮尖 知母 貝母 木通去節十味各一兩 款冬花淨者 麥門冬去心二味各七錢半 甘草生用一兩八錢

右件㕮咀每服二錢水大盞薑三片葱一根煎八分無時溫服如有熱氣促加大黄製枳殼各一兩

玄明粉十

治腎水衰虛肝經邪熱視物不明或生障瞖𦢊肉攀睛迎風淚出或如蠅飛油星或睛澀腫痛癢不可忍並皆治之及瘵風熱上壅咽痛口瘡痰實咳嗽不活悉宜加

諸藥內自然作效

明淨朴消

右於臘月霜雪凝寒之際用皂莢三兩重略炮搥碎温熱湯六盌挪去渣浸化薄皮紙二重濾過澄清入鐵鍋煮至一半候温傾出瓦盆內於見天處露一宿次早結塊再用淨熱水六盌化開入大蘿蔔八兩重切作二分厚一片同煮見蘿蔔熟爲度仍便在瓦盆去蘿蔔片放在見天處露一宿次日結塊去水取去濾乾入好皮紙袋盛懸挂當風處自然成粉用以點眼只如常法治風

熱等疾隨意加減用之

必勝散十一

治小兒大人病中聞飲食藥氣即惡心乾嘔不能療者

川白芷不拘多少

右件剉曬或焙研爲細末抄一字及半錢於舌上令其自化或用掌心盛之以舌舐嚥兒小者溫淨湯濃調少與含化並不拘時至六七次即效

遠徹膏十二

治大小府秘澀投諸藥無驗不拘老幼並皆療之

穿山甲尾足上者佳燒透二錢重　五靈脂淨者二錢重

右二味研爲細末次以巴豆二錢重去殻研碎和前藥末仍用大蒜四錢重去上粗皮三五層於砂鉢內爛杵如泥圓作一餅納臍中以絹帕繫之外以掌心火上烘熱熨至八九次聞腹中微響卽通

至聖散十三

治老幼暴吐服藥不止者神驗

枇杷葉淨刷去葉後毛剉碎二兩重　半夏吹咀淨者四兩重

右件用生薑四兩重切作菉豆大拌勻釀一宿慢火炒

令微焦色以皮紙盛於地上候冷每服二錢水一盞煎七分去滓空心少與緩投或入諸藥內同煎服亦效

八仙飲十四

治小兒男子婦人血風目疾經久不瘥晝夜澀痛覷物不明甚至生翳散漫投諸藥未驗者

生乾地黄淨洗焙乾　赤芍藥　大川芎　羌活

川當歸尾酒洗焙乾　龍膽草　漢防已　甘草八味各五錢

右件㕮咀每服二錢水一盞白蜜半匙煎八分去查食後臨臥二時溫服

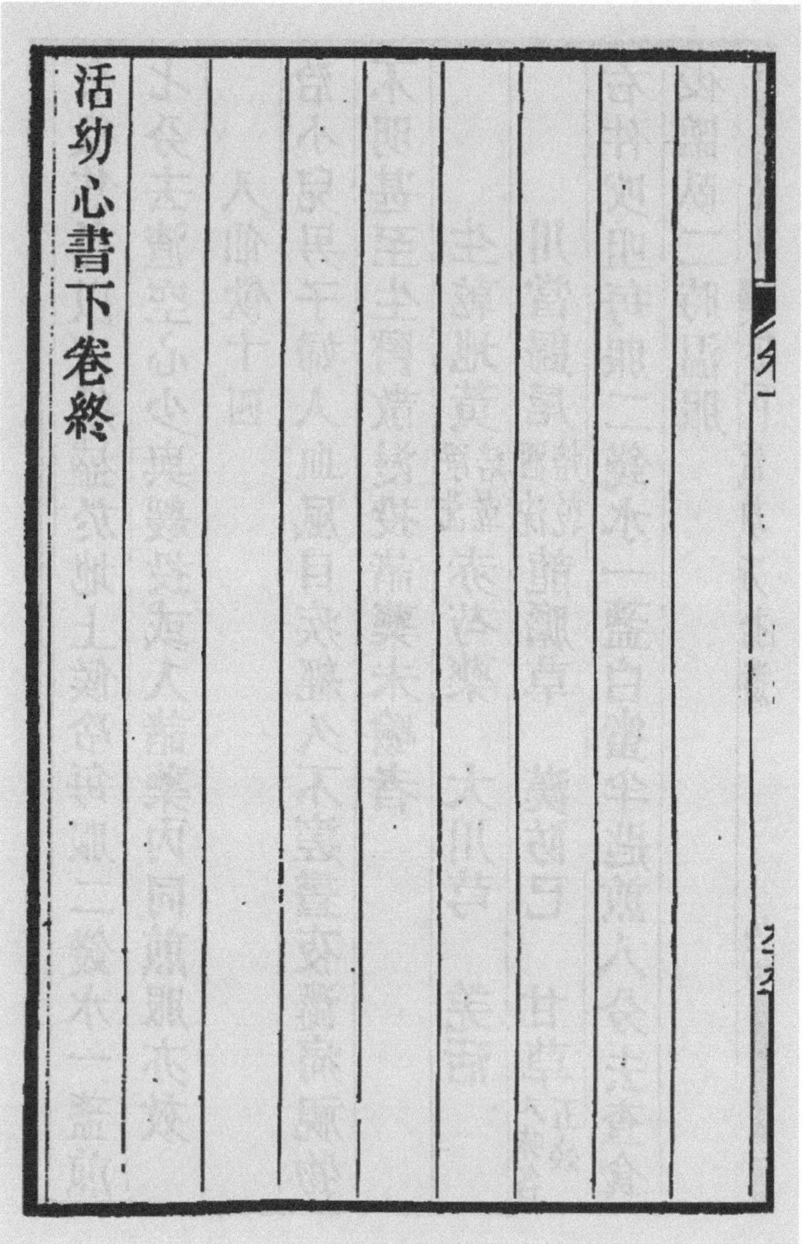

活幼心書下卷終

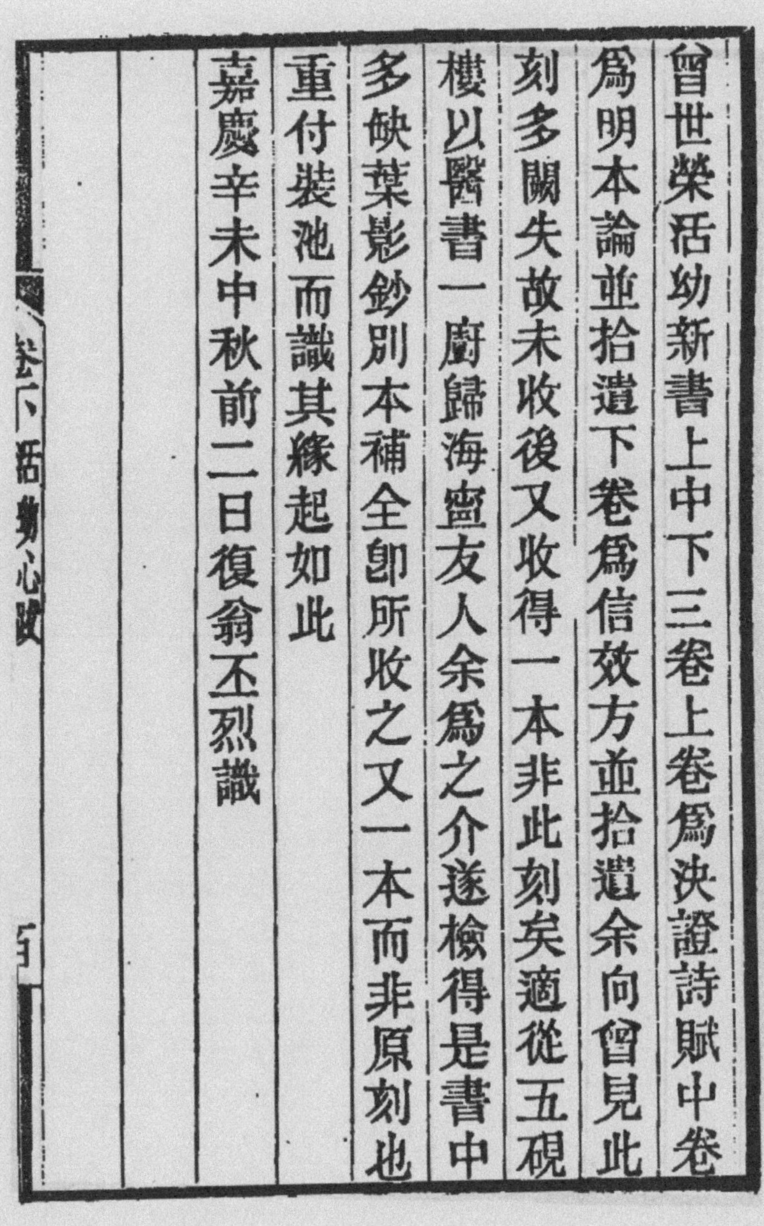

曾世榮活幼新書上中下三卷上卷爲決證詩賦中卷爲明本論並拾遺下卷爲信效方並拾遺余向曾見此刻多闕失故未收後又收得一本非此刻矣適從五硯樓以醫書一廚歸海鹽友人余爲之介遂檢得是書中多缺葉影鈔別本補全卽所收之又一本而非原刻也重付裝池而識其緣起如此

嘉慶辛未中秋前二日復翁丕烈識

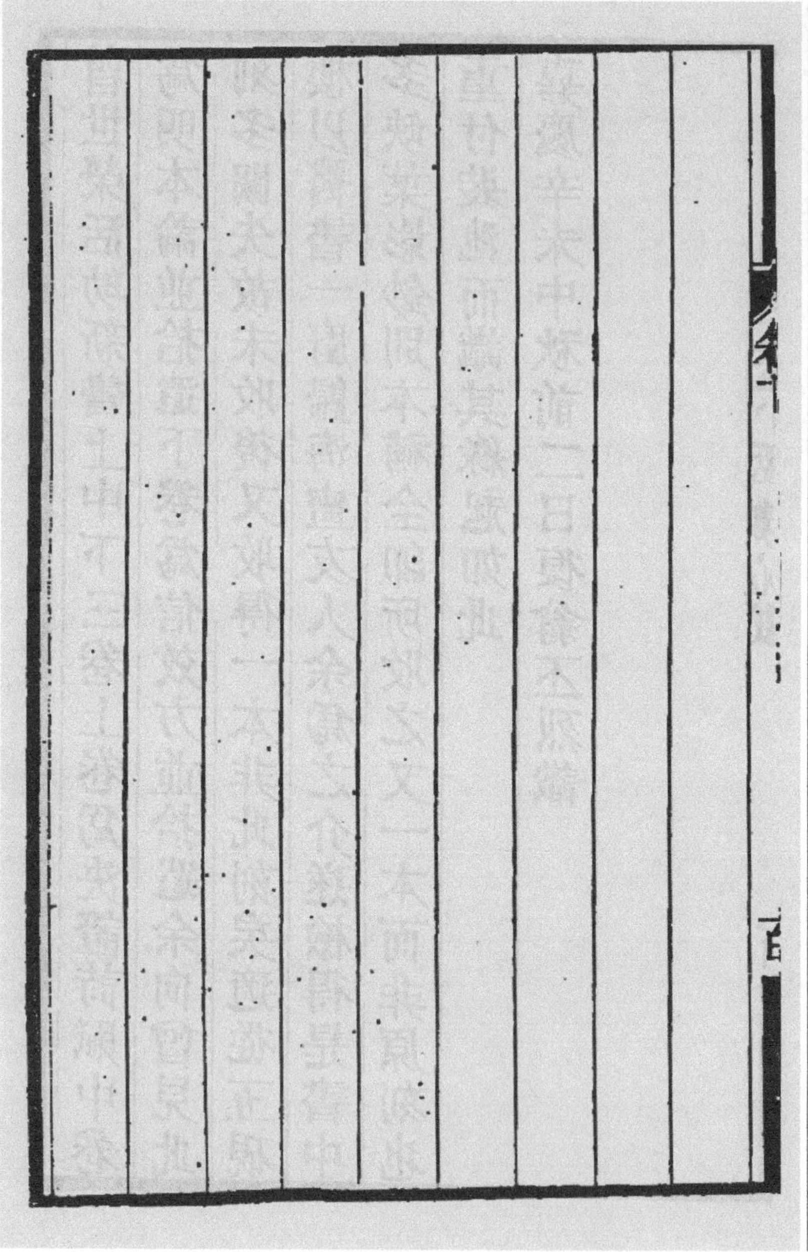

元本活幼心書三卷每半葉十一行每行二十一二字不等蓋至元甲午曾氏原刻全袠藝風前輩所藏士禮居本也德顯出處無徵是書辨證詳明處方精審允爲仁人之言自序備述淵源極有心得爰爲重刻以廣流傳同治衡陽縣志及各家著錄多作新書黄跋偶沿其誤干頃堂書目光緒湖南通志据抱經堂補元志並作二卷殆亦未見全書明宣德庚戌有修補本日本官保甲寅曾爲校刻皆不及此本之善因屬翟君展成鳳翔蕭君伯丞延平再三讎校改正良多並附校記於後其

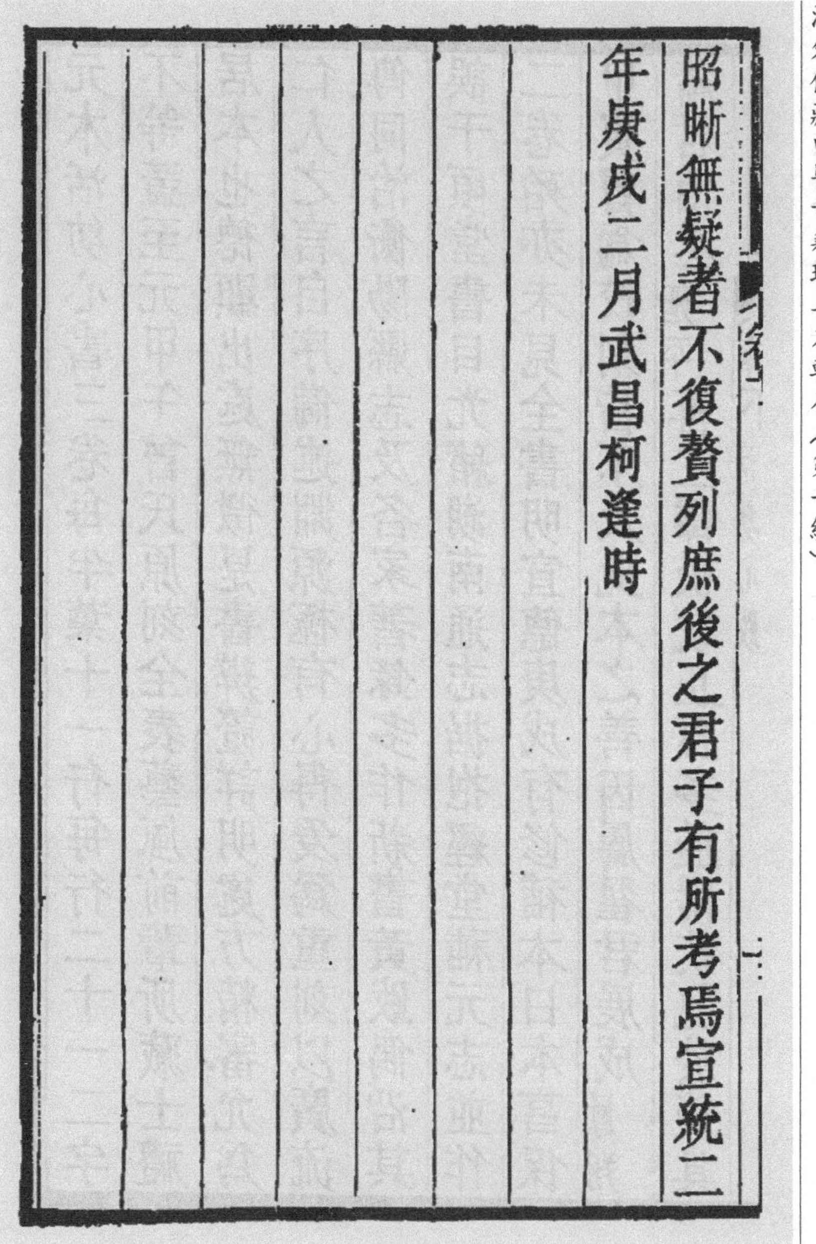

昭晰無疑者不復贅列庶後之君子有所考焉宣統二
年庚戌二月武昌柯逢時

活幼心書決證詩賦上卷校記

吳序　善狀　狀原作壯　反激他證　反原作及　成効之速　成原作盛　速下原有者字

決證詩六論　因有薄荷　原文恐誤　下文有皮嫩　皮厚之說　或係皮有薄厚之訛　皮嫩　嫩原作嫰　不言之疾乎　乎原作耳

詩七論　蓋周歲以前　蓋原作盡　疏滌積聚　滌原作條

詩十九　揚睛　原作楊睛

詩五十一　風痰結聚　風痰原作冷熱　據明本論咳嗽

十一改

詩五十六　風溼溼原作溫

詩七十一　暑溼溼原作溫

賦七十五　胥有證攻胥原作輕　怨咨咨原作恣　晉代

叔和代原作伏

活幼心書明本論中卷

胎寒一　庶漸瘥也漸原作壘

夜啼四　遏熱鎮心遏原作遇

急驚五　目睛原作日晴　如怒怒原作恕　勻氣散止補

勻原作鈞

慢驚六　惟載陰癇載原作戴不可治也治原作洽

風毒七　營化營疑作鎣但依前依原作倣

傷積八　風寒所襲襲原作餐

熱證九　面慘慘原作慘恰五百一十二日恰原作怡

日原作目腹疼嘔吐腹原作腸中指獨自冷冷原作中

指毒獨冷遇晚二發二疑誤

傷寒十　眚音省省原作肩閒以無驚圓閒原作問圓

本書九多作圓猶沿宋槧嫌名之例惟多錯出今一

律改圓　遽然出外 遽原作據 正氣將衰 正氣二字增

百骸 骸原作骸

咳嗽十一　癖塊 原作頑塊

吐瀉十二　詳究治法 究原作丸 養宗筋 宗原作宮

諸吐十三　其吐自滅 滅原作咸

諸瀉十四　素弱 素原作索 化癖圓 癖原作痫 粳米 粳原作占桒粳應作秔稻不黏者以下照改 糞稠 糞原作姜

赤白痢十五　亦效 效原作故

腫證十六　施治施原作於　兩脇脇原作协　鴨溏溏原作塘　手足背皆腫背原作皆　其腫如初其原作甚

脫肛十九　風屬木木原作未

㿗證二十　七情所汨汨原作泪

瘧疾二十一　間日而作間原作開　勻氣散止補勻原作白　加草果果原作菓　爲醫爲父母者者原在醫字下

瘄疹二十六　發之亦少之字原作而　導赤葛散導字當衍　爲其藥性藥原作樂　異功散功原作攻　噬臍臍

原作劑蚊蚤蚊原作蚊病必致危病原作㾓

陰囊腫二十七　縱弛原作弛張感風溼溼原作溫

鷩癱鶴膝二十八　開服排風湯開原作問

五淋三十　而爲溲溲原作瘦名曰陰閉閉原作問蕈豉餅豉原作鼓

口瘡三十三　脣弦弦原作垃

諸瘡三十四　及三解散及原作乃木通散開服開原作雖

目疾三十五　紅弦弦原作垃

重舌三十七　卷音捲　原作捲音卷　札針　札原作扎

五軟三十八　⿰革卯音報　原作⿰革卬音昂

諸汗三十九　驚汗　汗原作肝

黃證四十　兩目弦　弦原作𢆯

辨藥病不相主對二　所傳藥性　傳原作侍

評非時用附子大黃四　候自敘　候原作候下同　惟楊

候二家原作候

活幼心書信效方下卷

目錄　使君子圓　圓原作丸以下同今改一律

拾遺目錄 凡十四原無今補

白芍藥湯十 臍下痛 臍原作劑

六和湯三十三 水一盅 盅原作中

黃耆六一湯三十四 口暍 暍原作餳 甘草一兩 一原缺

坎離湯三十七 甘草 無分數或下二味當是三味當移此

化丹湯四十 石膏末 無分數薄桂下注入味各五錢

雄黃散六 川烏頭 此葉鈔補作川芎 按下重川芎

據幼科準繩引改烏頭

瀉黄散二十七　微炒香　炒原作抄據錢氏直訣改

調元散二十八　手足如癇　癇原作簡

霹靂散五十　白芷三味各二錢原作二味據準繩改

麝香入齒散五十六　入腎　腎原作胃

補腎地黄圓九　取皮爲用　用原作則

香陸胃苓圓十一　此藥　藥原作兹

二薑圓十二　就帶潤　帶原作滯

没石子圓十三　肉豆蔻一枚　一原刻模糊

二聖圓二十二　逐水逐原作遂

地黄膏三　納口内納原作紙

烏豉膏六　痄顋原作詐腮

刼風膏十四　刼原作方據目録改

寛熱飲十一　見微黄色去巴豆片原作見微去黄色法巴豆片

白附子飲二十六　白附飲共十味原注五味各二錢兹據幼科準繩去五味二字

信效方拾遺

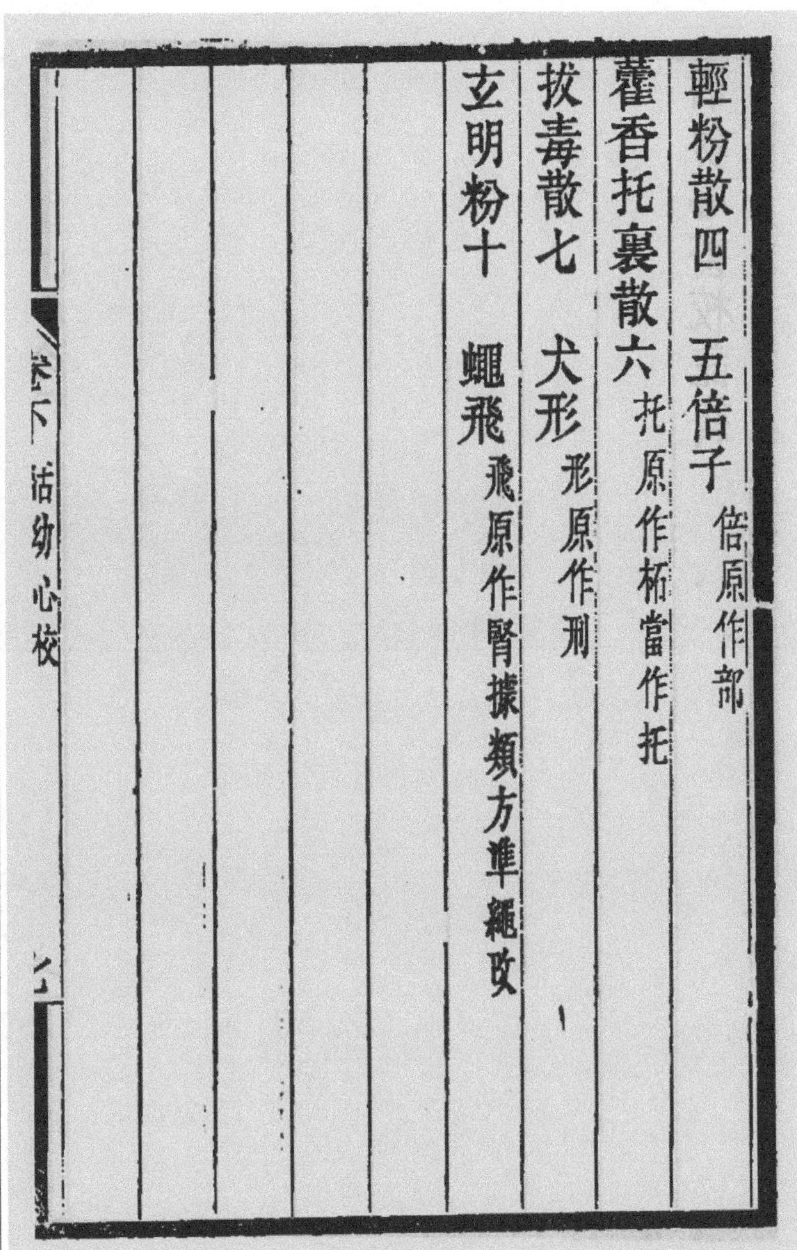

輕粉散四 五倍子 倍原作部

藿香托裏散六 托原作柘當作托

拔毒散七 犬形 形原作刑

玄明粉十 蠅飛 飛原作腎據類方準繩改

卷下 活幼心校 七

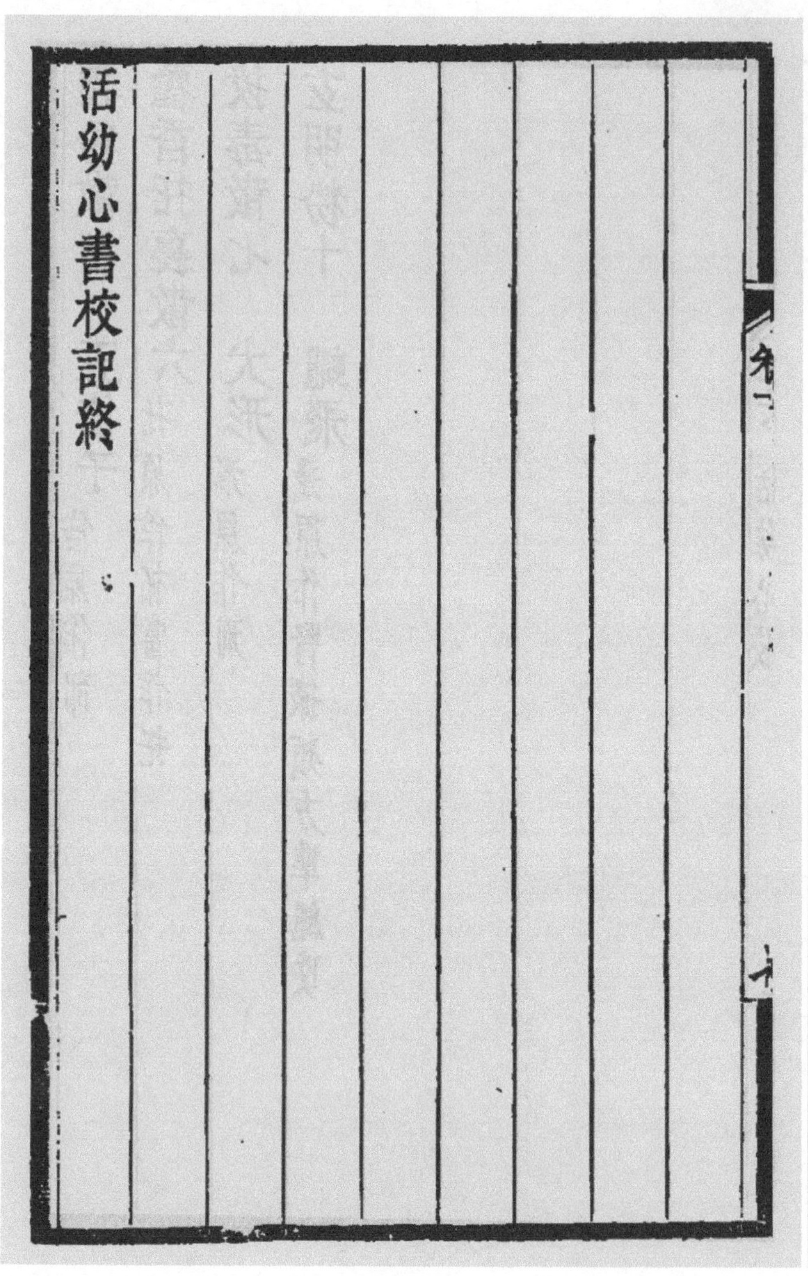

活幼心書校記終

臨證綜合類（婦科、兒科）

小兒痘疹方

〔南宋〕陳文中　撰　〔明〕薛己　注

三日發熱　三日出痘　三日起脹　三日貫膿　三日收靨

小兒痘疹方目錄

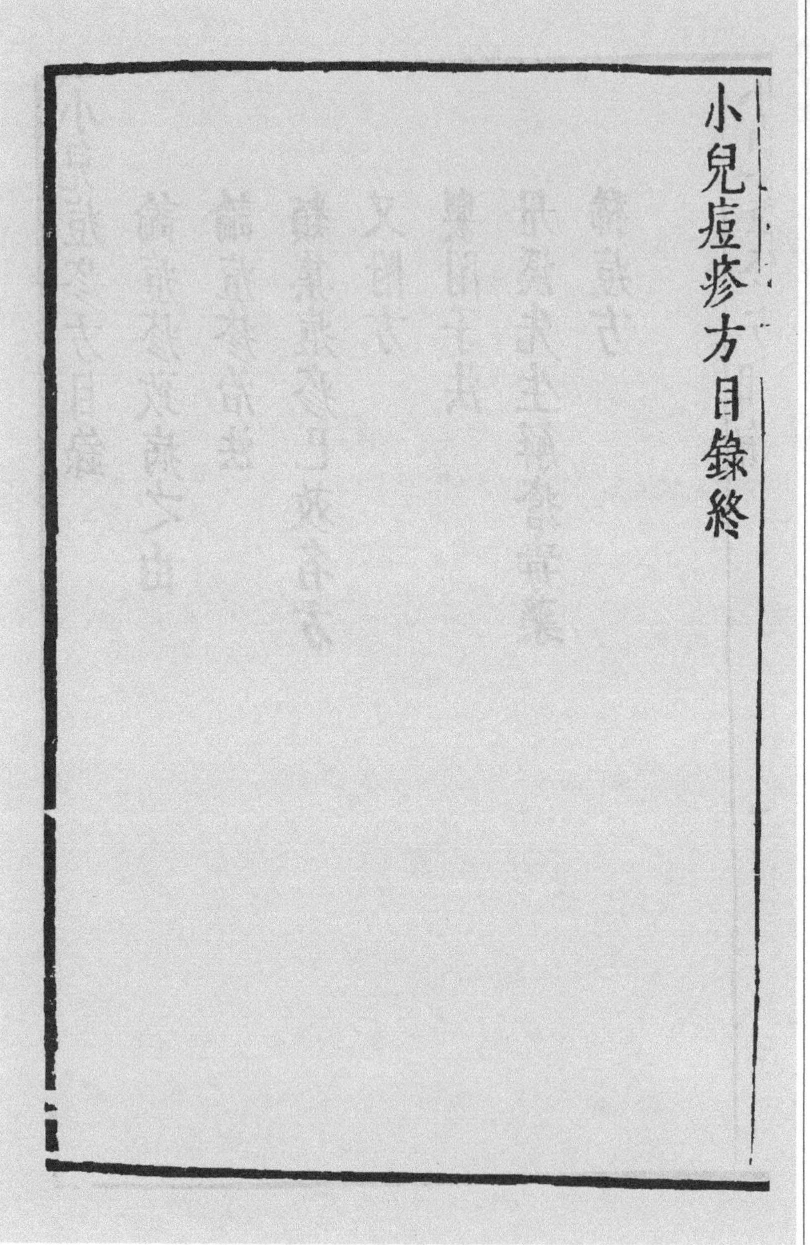

小兒痘疹方目錄終

陳氏小兒痘疹方論

古吳薛　己　註
後學蔣宗澹　校

嘗謂小兒病證雖多而痘疹最爲重病何則痘疹之病蓋初起疑似難辨投以他藥不惟無益抑又害之況不言受病之狀孰知畏惡之由父母愛子急於救療醫者失察用藥差舛鮮有不致夭横者文中每思及此惻然於心因取家藏已驗之方集爲一卷名之曰小兒痘疹方論刻

梓流布以廣古人活幼之意顧題歟

和安郎判太醫局兼翰林良醫陳文中謹書

論痘疹受病之由

夫小兒在胎之時乃母五臟之液所養成形也其母不知禁戒縱情厚味好啖辛酸或食毒物其氣傳於胞胎之中此毒發爲瘡疹名曰三穢液毒〇一五臟六腑穢液之毒發爲水泡瘡〇二皮膜筋肉穢液之毒發爲膿水泡瘡〇三氣血骨髓穢液之毒發爲膿血水泡瘡三毒既出發爲疹痘瘡也

子母俱忌食葱韮薤蒜醋酒鹽醬獐兎鷄犬魚腥等物世俗未曉將爲發舉往往不顧其後誤傷者多矣

論痘瘮治法

凡小兒瘡瘮未出已出之間有類傷寒之狀憎寒壯熱身體疼痛大便黄稠此正病也若無他疾不必服藥

愚按痘瘮若小兒首尾平和自有勿藥之喜蓋其腸胃軟弱易爲虚實故必不得已折其太過

益其不足可也

凡療瘡疹先分表裏虛實如表裏俱實者其瘡易出易靨表裏俱虛者反是表實裏虛者其瘡易出難靨表虛裏實者亦反是若始出一日至十日渾身壯熱大便黃稠乃表裏俱實其瘡必光澤起發滿肥且易靨也

愚按治痘疹之法與癰疽無異若邪氣在裏而實熱者用前胡枳殼散元氣怯而虛熱者用參芪四聖散虛弱者用紫草木香湯虛寒者用參

甚內托散虛寒內脫者用木香散若邪氣在表而實熱者用麻黃甘葛湯此要法也餘見各症

凡瘡疹已出未出之間或瀉渴或腹脹或氣促謂之裡虛急用十一味木香散治之

愚按經云真氣奪則虛邪氣勝則實實謂邪氣實而真氣虛也然倒靨瀉渴等症若喜熱飲食手足並冷或不食嘔吐者是爲陽氣虛寒也用辛熱之劑補之喜冷飲食手足不冷或唇舌黑裂者陽氣實熱也用苦寒之劑瀉之

凡瘡疹已出未愈之間不光澤不起發不紅活謂之表虛急用十二味異功散治之

愚按張翼之云吐瀉少食爲裡虛陷伏倒靨灰白爲表虛二者俱見爲表裡俱虛用異功散救之甚至薑附靈砂亦可用若止裡虛減官桂止表虛減肉荳蔻若能食便閉而陷伏倒靨者爲裡實輕用射干鼠粘子湯重用前胡枳殼散下利吐瀉能食爲裡實若用實裡則結癰毒紅活綻凸爲表實若用補表則潰爛不結痂凡痘一

見癍點便與葛根湯恐發得表裡也

凡痘瘡已出未愈之間不光澤不起發不紅活或腹脹或瀉渴或氣促謂之表裡俱虛急用十二味異功散送七味肉荳蔻丸治之

愚按前症審係表裡虛寒急用前法緩則不救

○一小兒出痘不起發紅活腹脹瀉渴皆以爲不治施院使謂表裡虛寒用十二味異功散一劑即起發紅活諸症頓退又用參芪內托散貫膿而靨○儒者薛戒甫子五歲出痘二十四日下

紫血日數滴至八日不止而瘡不起御醫錢春林謂脾氣虛寒用木香散二劑用丁香十二粒人參五錢二日服之次日瘡皆起而有膿由是血漸止二十餘日而愈○一小兒起發紅活但不時作痒口乾作渴便血而赤發熱先君謂腸胃有熱先用濟生犀角地黃湯加柴胡二劑諸症漸退形體倦怠此邪氣去而形氣虛弱耳用四君子湯加當歸黃芪紅花二劑而安○一小兒痘瘡赤痛煩熱作渴或便血或衄血先君用

犀角地黄湯而血愈又用紫草快斑湯加黄芪芍藥而愈後瘡痕色白用四君歸芪治之而痊

○一小兒出痘吐血其痘赤痛如錐或瘡出血余謂肝火熾盛用小柴胡湯加生地一劑隨用濟生犀角地黄湯一劑頓愈又用芹菜汁而痊

○一小兒痘瘡下血而不起發先君謂氣血不足用紫草快斑湯加參芪歸朮治之血止瘡起但貫膿遲緩用八珍湯倍加參芪數劑瘡靨而根白痒此氣血虚而熱也用八珍湯二十餘劑

而愈○一小兒痘疹大便下血小便甚赤瘡顆色赤發熱飲冷先君謂熱毒鬱滯先用八正散一劑後用解毒防風湯一劑頓愈又飲芹菜汁而全痊○一小兒痘正發而便血倦怠少食作渴飲湯余謂倦怠便血此脾虛而不能攝血也少食作渴此脾虛而津液短少也用五味異功散加升麻紫草治之而愈○一小兒便血腹脹困倦發熱口乾飲湯四肢逆冷先君以爲脾氣虛寒不能攝血用五味異功散加丁香十粒炮

薑五分一劑血止痘貫而靨○一小兒七歲患痘瘡腹脹入九日矣先君云當急補脾土不信仍服消毒之藥忽大便下血甚多而殁○一小兒作渇泄瀉發熱飲冷唇舌皺裂瀉糞穢臭先君以爲内熱所作用前胡枳殻散一劑稍愈又用清涼飲加漏蘆乳母服之兒頓安

凡小兒斑駁疹毒之病俗言疹子是肺胃蘊熱因時氣熏發於外狀如蚊蚤所咬赤則十生一死黑則十死一生大抵遇春而生發至夏而長成乃陽

氣薰蒸故得生成者也臟腑調和血氣充實則易
出易靨蓋因內無冷氣外常和暖也凡痘疹熱渴
切不可與瓜柹蜜水等冷物及清涼飲消毒散等
藥恐損脾胃則腹脹喘悶寒戰咬牙而難治蓋咬
牙者齒槁也乃血氣不榮不可妄作熱治
愚按前症若兼吐瀉手足指冷者屬內虛寒而
外假熱也急用木香散如不應用異功散若大
便不通渴欲飲冷者則前所禁蜜水之類又當
用矣但宜審其熱之虛實若屬虛熱者雖欲冰

拒之而不飲當用人參白术散熱渴自止屬實熱者自甚索水且喜而飲之當以犀角磨水服諸症即解其後亦無餘毒之患矣北方出痘不拘冬夏若喜冷者再不用藥但與冰飲無有不愈蓋北方地燥而又臟熱猶故也○一婦人患時疫將愈更出痘瘡大起發體倦痛甚則昏憒煩渴飲湯不思食用十全大補湯及朱砂末其痛頓止食進體健仍用前湯倍加參芪十餘劑而貫膿又數劑而愈○一姙婦發熱作渴遍身

骨節作痛用仙方活命飲一十劑諸症稍愈至十七一日出痘百餘顆形氣甚倦用紫草木香散又出沙許但口乾作渴用人參白朮散而渴止用八珍湯加丹皮柴胡而貫膿後去丹皮柴胡倍加參芪數劑而痘靨○一男子年將二十出痘根窠赤痛發熱作渴服紫草飲之類前症益甚痘裂出血余用小柴胡加生地犀角一十劑諸症頓減又用聖濟犀角地黃湯而貫膿再用八珍湯而結痂○一小兒煩燥飲冷不止先君用濟

生犀角地黃湯頓愈後渴而喜熱又用當歸補血湯而痊惟倦怠少食用七味白朮散而瘥○一小兒患此飲冷不止或痘脹痛先君用濟生犀角地黃湯并芹菜汁而頓愈

凡痘瘡出不快多屬於虛若誤謂熱毒壅盛妄用宣利之劑致臟腑受冷榮衛濇滯不能運達肌膚則瘡不能起發充滿後不結實成痂痒塌煩燥喘渴而死

愚按前症亦有各經熱盛壅遏而出不快者亦

有毒甚痘疔而不能起發者亦有餘毒而潰痒者當細審其因而藥之〇一小兒九歲出痘六日痒塌寒戰院使錢密庵用十一味木香散二劑貫膿用參芪托裡散而靨後痕白作痒用十全大補湯而愈〇一小兒痘瘡膿未滿面赤作痒余謂氣血虛而有熱欲用溫補之劑不信乃服清熱之藥至十三日瘡痕色赤虛煩作渴發痛不食手足逆冷而殁〇一小兒未週歲痘瘡嗽痛出血哭不能已診其母有肝火先用小柴

胡加山梔生地與每服半飮數滴頓愈又用加味逍遥散而痊〇一小兒出痘內有痘疔數枚難挑破出黑血熱毒不解餘痘不發皆以爲不治先君以仙方活命飮徐灌一劑痘疔解而諸痘亦愈〇一小兒痘疔患在臂間色黑大痛挑出黑血仍服堅痛皆以爲不治先君用隔蒜灸數壯痛止色淡而軟挑出黑血甚多灌以活命飮患處及諸痘貫膿而愈

凡小兒纔覺傷風身熱是否瘡疹便服四味升麻

葛根湯

愚按痘疹未明而元氣實者最宜前湯若元氣虛者又當詳治恐發得表虛而痘難出也○一儒者年三十餘因勞役倦怠發熱服補中益氣湯數劑發赤點以爲斑另服升麻葛根湯一劑更加惡寒仍服益氣湯四劑至九日出痘甚多余用八珍湯加黄芪白芷紫草四劑至二十日膿始貫用十全大補湯月餘而靨

凡痘疹始出一日至五七日之間雖身熱或腹脹

足稍冷或身熱瀉渴或身熱鬱悸腹脹或身熱出
汗者服十一味木香散
愚按前症屬脾氣虛寒假熱非此藥不救如未
應佐以六君子專補脾氣更不應加木香補骨
脂肉荳蔻兼補腎氣○一小兒第五日不紅活
至九日貫膿不滿余謂氣血虛弱用十全大補
湯治之庶無後患不信至十朝痂痕作痒色白至
十四日而殁○一小兒第七日膿清不滿形氣
倦怠飲食少思大便不實用托裡散二劑手足

指冷咬牙作渴用木香散倍用參芪一劑諸症頓退又用參芪四聖散四劑而愈

凡瀉水穀或白色或淡黃煎十一味木香散送七味肉荳蔻丸治之瀉止者住服不止者多服

愚按前症若察其外症若唇青指冷驕而靨靖口鼻氣寒瀉色青白脾胃虛寒也用前藥六君子湯加補骨脂肉荳蔻若頰赤體熱驕不靨靖口鼻氣熱瀉色黃赤脾土實熱也用瀉黃散〇

一小兒腹脹渴瀉氣促體倦先君以爲表裡俱

虚用六君子湯加歸芪送四神丸一服諸症頓退瘡勢頓正但膿遲而渴仍用前湯加歸芪二十劑瘡色紅活形體頗安任其貫膿而差

凡瀉頻津液内耗血氣不榮瘡雖起發亦不能靨也如身温腹脹咬牙喘渴者難治緣穀食去多津液枯竭飲水蕩散直氣故多死矣速與十一味木香散救之如不應急用十二味異功散

愚按前症兼手足指冷面色青白等症者屬陽氣虚寒急用木香散陽氣脱陥用異功散脾氣

虚弱用六君子湯血氣虚弱用八珍湯不應用十全大補湯○一小兒第九日不紅活不貫膿云殺於十二日陳院長謂屬虚寒用十一味木香散二劑漸紅活貫膿又用紫草木香湯及人參白术散而愈○族姪孫衍慶六歲出痘稀少瘡痂悉落至十二日身煩熱而畏寒手足逆冷厚衣圍火不能溫皆謂不治余思太熱而不熱者是無火也急用人參理中湯煎服一杯服體頓溫更用人參白术散調理而痊○一男子年

一十餘發熱煩躁痘點出血足熱腰痛用聖濟犀角地黄湯二十劑而貫膿用地黄丸料數劑而瘡靨○一男子年將二十出痘色紫作渴飲水腰痛足熱耳聾余謂腎虚之症用加減八味丸料煎與恣飲熱渴頓止佐以補中益氣湯加五味麥門而愈○一小兒十二歲出痘色黯兩足及腰熱痛便秘咽舌乾渴引飲不絶衆謂腎虚不治先君用加減八味丸料作大劑煎與恣飲至二十劑諸症悉退又佐以補中益氣及八珍湯

各十餘劑而瘥

凡四五日不大便用嫩猪脂一塊以白水煮熟切豆大與食之令臟腑滋潤使瘡痂易落切不可妄投宣瀉之藥元氣內虛則瘡毒入裡多傷兒也

愚按前症若因熱內蘊宜用射干鼠粘子湯解之或發熱作渴或口舌生瘡或咽喉作痛並宜用之

凡瘡疹初出兩三日至十二三日當忌外人及卒暴風寒穢惡之氣輕者三次出大小不一頭面稀少

眼中無根窠紅肥滿光澤也重者一齊出如蚕種
灰白色稠密瀉渴身溫腹脹頭溫足冷也輕變重
者犯房室不忌口先曾瀉飲冷水餌涼藥也重變
輕者避風寒常和暖大便稠也
愚按丹溪先生云痘疹密則毒甚用人參敗毒
散犀角地黃湯或以涼藥解之雖數貼亦不妨
○一小兒痘疹密甚至九日貫膿不滿色不紅
活或云當發於十一日余以爲氣血虛弱用八
珍湯內加糯米百粒數劑至十五日膿完色正

結癧而愈〇一小兒五歲出痘容而色白屬虛弱也始末悉用補托之藥而安旬餘飲食過多忽作嘔吐面白兼青目唇牽動先君以爲慢脾風症用五味異功散加升麻柴胡不信翌日手足時搐服前藥而不應急加木香乾薑一劑而愈〇一小兒第五日矣稠密色黑煩躁喜冷先君以爲火極似水令恣飲冷芹汁煩熱頓止乃以地黄丸料服之至一十餘日而愈

凡身熱發煩渴者宜用六味人參麥門冬散治之

如不應用七味人參白术散

愚按前症若渴而飲冷者脾胃實熱宜用麥門冬散若渴而飲湯者氣虛熱渴宜用白术散若大渴引飮面赤血虛發躁也用當歸補血湯

凡痘瘡欲靨已靨之間而忽不能靨兼腹脹煩渴急用十一味木香散

愚按前症若兼惡寒或四肢冷瘡毒去而脾胃虛寒也宜用前藥若十指逆冷咬牙等症陽氣脫陷也用十二味異功散脾氣虛陷用六君加

川芎當歸黃芪主之○一小兒九歲出痘第七日發熱煩躁不貫膿色灰白寒戰咬牙瀉渴腹脹手足冷時仲夏飲沸湯而不熱腹中陰冷先用木香散二劑益甚用異功散一劑頓安又用六君子加附子三分二劑後用調補之劑至三十四日而愈

凡痘瘡欲靨已靨之間忽頭面溫足指冷或腹脹瀉渴氣促者急服十二味異功散若十一二日當靨面不靨身不壯熱悶亂不寧臥則哽氣煩渴嚙牙

者急用十二味異功散加歸朮以救陰陽表裡
凡痘瘡已靨煩渴不止或頭溫足冷或腹脹或瀉
或咬牙多致難愈急用十一味木香散以救之已
上之症若誤與蜜水生冷之物則轉加熱渴而死
愚按前症屬脾胃虧損內真寒而外假熱耳非
溫補不救如前藥未應用十全大補湯加附子
以純補之○一小兒頭生一瘡出膿將愈忽瘡
間腫脹發痘二十餘顆遍身赤點用快斑湯而
漸出用紫草散倍加參芪而出完用托裡消毒

散而膿貫用托裡散而痘靨○一小兒痘已靨其痕色赤而錯縱日食粥七八碗作渴面赤先用白朮散二劑渴減五六粥減大半又用四君加蕪荑黃連二劑痕平色退乃用八珍湯加蕪荑山梔而瘥○一小兒痘疹愈後泄瀉飲食不化此脾腎氣虛用六君加補骨脂肉荳蔻治之而愈○一小兒痘疹將愈患泄瀉侵晨爲甚飲食不化屬脾腎虛也朝用補中益氣湯夕用二神丸而愈

凡身壯熱經旬不除如無他症用六味柴胡麥門冬散治之熱退即止如不愈服七味人參白朮散

愚按前症若肝膽熱毒用柴胡麥門冬散若肝經血虛用四物湯加黃芪柴胡若中氣虛熱用人參白朮散

一男子患痘瘡作痛發熱不止其勢可畏皆以爲不起施錢臺用消毒救苦湯治之諸症頓退予先用仙方活命飲痛全止又用八珍湯加紫草二錢四劑貫膿而靨○一小兒患痘稠密大

痛發熱勢甚危急先君用消毒救苦湯一劑安
卧良久遍身出小痘頓消再劑俱貫膿而靨
凡身壯熱大便堅實或口舌生瘡咽喉腫痛皆瘡
毒未盡用四味射干鼠粘子湯如不應用七味人
參白术散
愚按前症若壯熱飲冷屬熱毒在表宜用前湯
若兼大便不通屬熱毒在內少用四順清涼飲
若熱毒既去胃氣虛而發熱用七味人參白术
散若因陰血虧損而發熱用四物湯

一小兒六歲患痘第七日根顆赤痛大便秘結小便赤澁煩躁飮冷或用清凉解毒之劑未應錢密庵以爲熱毒内蘊用四順清凉飮一劑并豬膽汁導下結糞而安又用犀角地黃湯其痘自靨○一小兒痘瘡發熱作渴嗽赤脹痛大便秘結先用四順清凉飮一劑諸症頓退又用四味鼠粘子湯一劑諸症全退再用紫草湯而貫膿用消毒飮而痘靨○一小兒痘愈而聲瘖面赤足心發熱小便赤少先君以爲腎經虛熱用

六味地黃丸補中益氣湯而愈其時患是症用清熱解毒者俱不起○一小兒十二歲患痘第四日根盤紅活起發因痛甚不止至七日形氣甚倦痘色淡而欲陷此因痛盛而傷元氣也先用仙方活命飲一劑而痛止再用八珍湯而貫膿

凡風熱咳嗽咽膈不利用三味桔梗甘草防風湯治之如不應用七味人參白术散主之

愚按前症如痘熱內作宜用桔梗甘草防風湯

如兼痰熱咳嗽佐以抱龍丸若氣虚痰涎壅上宜用人參白术散以補脾肺○一小兒痘瘡十一日患咳嗽十餘日不愈所服皆發表化痰余日此脾肺氣虚復傷真氣而變肺癰也不信仍服前藥果吐膿血用桔梗湯而愈○一小兒痘將愈咳嗽面色黄白嗽甚則赤用五味異功散調補而愈

凡滯癍稠粘身熱鼻乾大便如常小便黄赤用十六味人參清膈散如不應用七味人參白术散

愚按前症屬脾肺蘊熱虚邪爲患用清膈散解散邪氣若脾肺虚熱不能司攝用人參白朮散調補中氣○一小兒痘赤壯熱咳嗽痰甚煩熱作渴用人參清膈散一劑諸症頓退且用芹菜汁旬餘而靨○一小兒痘瘡狂喘躁熱作渴飲冷痰涎不利先君用十六味清膈散犀角地黄湯各一劑頓愈又用當歸補血湯而愈○一小兒痘赤狂喘大便不利先君治以犀角地黄湯芹菜汁而痊○一小兒痘愈後涕唾口乾飲湯

鼻塞或腹作脹先用白朮散一二劑後用六君子湯而愈

凡痰實壯熱胸中煩悶大便堅實卧則喘急速用五味前胡枳殼湯治之

愚按前症若因腸胃蘊熱宜急用前湯緩則熱毒延內多致有悮○一小兒患痘赤痛痰喘作渴大便不利錢氏用前胡枳殼散一劑諸症頓退又用濟生犀角地黃湯二劑月餘而愈○一小兒第八日根窠赤腫脹痛作渴大便下黑

血煩渴痰喘飲冷呻吟求治施銀臺以爲血熱毒蓄於內用聖濟犀角地黄湯一剤諸症悉退又用消毒丸及化班湯而愈〇一小兒痘根色赤作痛發熱口渴喜冷大便堅實用清涼飲一剤痛熱少減再剤便利渴止却用聖濟犀角地黄湯而安用芹菜汁而靨〇一小兒痘根色赤作痛熱渴喜飲冷水大便不利先用五味前胡枳殼散大便利而熱渴減又用聖濟犀角地黄湯而安用芹菜汁而靨〇一小兒大便不利小

便赤澁作渴飲冷先君用涼膈散一劑漸愈又用濟生犀角地黄湯及芹菜汁而痊若乳母有肝火兒患此症必用加味逍遥加黄芩犀角兼治其母○一小兒痘已愈而痕赤作痛内熱作渴二便不利先君用濟生犀角地黄湯及芹菜汁而痊後用四物黄芪而安○一小兒痘痕白或時痒作渴飲湯大便稀溏先君用五味異功散加當歸黄芪而痊○一小兒痘痕白時或痒先君以爲氣血俱虚用八珍湯補之不信自用

解毒之劑後卒變慢脾風而殁惜哉

凡飲冰雪不知寒者陽盛陰虚也飲沸湯不知熱者陰盛陽虚也陽盛則補陰木香散加丁香官桂陰盛則補陽異功散加木香當歸每一兩藥共加一錢

愚按陽盛者當用清涼飲以補陰陰盛者當用異功散以補陽須審的實而用若或少差死在反掌前云乃傳寫之誤

凡痘瘡首尾若誤飲冷水瘡靨之後其痂遲落或

生癰腫或成瘡蝕蓋脾胃屬土而主肌肉本爲所傷則津液衰少榮衛澁滯不能周流故瘡痂遲落而生癰腫

愚按痘癰之類屬血熱未解而內作外邪搏於肌膚之間或餘毒蘊結經絡輕則肌表津滿瘙痒重則肢節壅腫作痛若餘毒熾盛先用仙方活命飲以解其毒却用托裡消毒散毒氣將盡用四君歸芪以補托元氣大凡痘瘡始末皆係脾胃之氣所主若飲食藥餌失宜多致變症故

凡飲食少思內熱晡熱者屬脾胃氣虛血弱佐以四君芎歸黄芪升麻若飲食如常發熱作痛者屬氣血虛弱餘毒為患佐以射干鼠粘子湯若飲食如常發熱作痛大便秘結者屬熱毒內蘊用大連翹飲如不應仙方活命飲若根赤而作痒血虛也四物加牡丹皮色白而作痒血虛也四君加當歸芍藥色赤而作痛血熱也四物加連翹金銀花腫而不潰血氣虛也用托裏消毒散潰而不愈脾氣虛也用六君子湯〇一小

兒痘毒蝕陷敷以雄黃散及服加味解毒散而愈○一小兒痘毒遍身腐潰膿水淋漓以經霜茅草研末鋪於寢席更服九味解毒散頓愈用神效當歸膏敷之而痊○一小兒痘毒後腿膝腫痛此脾腎虛而毒流注先用活命飲四劑腫痛頓減再用補中益氣湯及六味地黃丸而痊○一小兒腿膝腫潰而膿水不止內熱晡熱體倦肌瘦先君以爲元氣復傷用補陰八珍湯六味丸三月餘而愈○一小兒痘已愈兩目昏閉

先君用鼠粘子湯加山梔龍膽草犀角目開而有赤白翳佐以蛇蛻散外用二一粉散尋愈

凡瘡疹已靨未愈之間五臟未實肌肉尚虛血氣未復被風邪相搏則津液澁滯遂成瘡蝕宜用雄黃散綿蠒散等藥治之久而不愈則潰多致不起

愚按前症屬足陽明胃經其厷解毒殺虫之劑若毒發於外元氣未傷者用之多效若胃氣傷損邪火上炎者用蕪荑湯六味丸若赤痛者用小柴胡湯加生地黃肝脾瘡症必用四味肥兒

丸及人參白朮散更佐以九味蘆薈丸○一女子痘痂將脫因其穢氣以湯浴已而身熱如炙四肢強直如發痓然此腠理開泄熱毒乘虛而入用十全大補湯一劑頓安○一小兒痘出甚密先四肢患毒膿潰而愈後口患癰蝕牙齦先用大蕪荑湯活命飲一劑各又用清胃散加犀角及蟬蛻丸而愈後發熱作渴口中作痛服蟬蛻丸搽人中黃而安

類集疹痘已效名方

葛根麥門冬散　治小兒熱毒斑疹頭痛壯熱心神煩悶

葛根三錢　人參二錢　石膏半兩　麥門冬去心四錢

川升麻　甘草　茯苓各二錢　赤芍藥一錢

右為麄散每服三錢水一大盞煎至六分去滓徐徐溫服不拘時量大小增減

愚按前方足陽明胃經之藥也外除表邪內清胃火兼補元氣若非發熱作渴表裏有熱者不可用若表裡俱虛而發熱作渴者宜用人參麥

門冬散

生地黄散　治小兒瘡疹身熱口乾咳嗽心煩者

生地黄半兩　杏仁　款冬花　陳皮各二錢　甘草二錢半炙　麥門冬去心七錢

右爲麄散每服三錢水一大盞煎至六分去滓徐徐温服不拘時量大小加減

愚按前方若肺經有熱者宜用此方若痰氣上壅佐以抱龍丸

惺惺散　七味　治小兒風熱瘡疹時氣頭痛壯熱目

痰多聲啞咳嗽喘促

桔梗炒　真細辛　人參　甘草

白茯苓　真川芎　白朮各一兩

右爲麄散每服二大錢水一大盞薄荷五葉生姜三片同煎至六分去滓徐徐温服不拘時候量大小加減

愚按前症方若表虚風熱所乘而致諸症者宜用此藥若表實内熱相搏而致諸症者宜用升麻葛根湯若兼作渴飲冷者須用葛根麥門冬

散大凡瘡疹未出已出之間多增寒壯熱身體疼痛大便黃稠此正病也若無他疾不必服藥

四味升麻葛根湯　治初發熱瘡疹未明宜用此湯以散之

白芍藥炒　川升麻一兩　甘草　葛根一兩半

右爲麁散每服二大錢水一大盞煎至六分去滓不拘時候徐徐溫服

愚按前方胃經發表之劑表實而熱毒壅滯於肌肉者須用此藥以疏泄之恐虛其表而瘡毒

不能託出也

十一味異功散

木香　大腹皮　人參　桂心

赤茯苓　青皮　前胡　訶梨勒去核

半夏姜製　丁香　甘草炙各三錢

右為麄散每服三錢水一大盞生姜三片同煎至六分去滓空心溫服量大小以意加減

愚按前方治痘瘡已出未愈之間其瘡不光澤不起發不紅活或已出一日至五七日間或泄

瀉作瀉或肚腹作脹氣促作喘或身雖熱而腹脹足指冷或身熱而作瀉或身熱而驚悸腹脹或身熱汗出不止或氣急寒戰咬牙或渴而飲水愈渴或瘡欲靨而不靨或瘡痂欲落不落而反腹脹渴瀉足指寒冷或驚悸寒戰咬牙此脾胃終變虛寒津液衰少此發內經微旨陰陽蘊奧非神於術者豈能言哉前症乃陽氣內虛寒而外假熱如癰疽脾胃虧損諸臟虛寒之敗症急用前散以救胃氣亦有可生者

十二味異功散

木香三錢半　當歸三錢半　人參二錢半　官桂二錢去粗皮

陳皮　丁香　肉荳蔻　厚朴姜製各二錢半

白朮二錢　半夏姜製一錢　茯苓二錢　附子炮去皮一錢半

右爲麄散每服二錢水一大盞半生姜五片肥棗三枚煎至六分去滓空心溫服二歲兒作二服五歲兒作兩服一週兩歲兒作三五服病有大小以意加減此藥家傳五世累經效驗

愚按前方治痘瘡已出未出不起發不光澤不

紅活謂之表虛宜用此藥治之若已出未愈痘不光澤或不起發不紅活或腹脹作渴泄瀉氣促謂之表裏虛寒急用此藥送豆蔻丸或十一日間不靨壯熱悶亂不寧臥則煩渴咬牙手足指冷數飲沸湯而不熱屬火重衰而仍寒悉屬表裏虛寒也王太僕云大寒而盛熱之不熱是無火也當益其心火急用前藥以回其陽亦有生者

肉荳蔻丸 七味 治泄瀉水穀或白或淡黃不能止者

木香　縮砂仁三錢　白龍骨半兩　赤石脂七錢半

呵子肉半兩　肉豆蔲半兩　枯白礬七錢半

右爲細末稠麪糊爲丸如黍米大一周歲兒每服二三十五十丸三歲兒服百丸溫米飲下瀉甚者煎木香散或異功散送下瀉止住服不住多服

愚按前方治陽氣虛寒腸滑泄瀉之濇劑益腎主大便若因腎氣不固而致前症者宜用木香散送四神丸如不應急煎六君子湯送四神丸補之益豆蔲丸濇滯之功多補益之功少也

人參麥門冬散　治痘瘡微渴一名麥門冬散

麥門冬一兩　人參　甘草炙　陳皮

白术　厚朴薑製各半兩

右爲麄散每服三錢水一大盞煎至六分去滓

徐徐温服不拘時量大小加減

愚按前方若痘瘡熱毒氣虛作渴宜用之若因

氣虛弱作渴用人參白术散

消毒散　治痘瘡六七日間身壯熱不大便其脉

緊盛者用此藥以微利之一名消毒飲

牛蒡子四兩炒杵　荆芥穗　甘草炙各一兩

右爲麄散每服三錢水一大盞煎至八分去滓不拘時徐徐溫服

愚按前方若毒在肌肉尚未能盡發而致斯症脉浮而緊者最宜此藥疎解其毒若痘頓輕脉沉而緊者毒在臟腑宜用前胡枳殼疎通以絶其源其痘尤輕

柴胡麥門冬散　治痘瘡壯熱經日不止更無他症此藥治之　即十六味柴胡麥門冬散

柴胡二錢半　麥門冬三錢　甘草炙　人參

黑參各一錢半　龍胆草炒一錢

右為麄散每服三錢水一大盞煎至六分去滓不拘時徐徐溫服量大小加減

愚按前方若痘瘡表熱根盤色赤焮痛作渴飲冷或兩目作痛或素有肝火而患痘瘡者尤宜用之

射干鼠粘子湯　治痘瘡壯熱大便堅實或口舌生瘡咽喉腫痛皆餘毒所致

甘草炙 升麻 射干各一兩 鼠粘子四兩炒杵

右爲麄散每服三錢水一大盞煎至六分去滓徐徐溫服

愚按前方若痘瘡初出發熱焮痛根盤赤盛或咽喉口舌疼痛作渴飲引者宜用若因胃氣虛弱發熱而致前症者宜用人參麥門冬散

桔梗甘草防風湯 治風熱咽喉不利

桔梗炒 甘草炙 防風各等分

右爲麄末每服三錢水一大盞煎至六分去滓

徐徐溫服不拘時量大小加減
愚按前方若上焦風熱或痰涎上攻咽喉不利
或口舌生瘡作渴引飲者須用此藥發散解毒
痘雖出亦在輕淺

人參清膈散　治潮㗈稠粘身熱鼻乾大便如常
小便黃赤宜用此方治之

人參　柴胡　當歸　芍藥炒

知母炒　桑白皮炒　白朮炒　黃芪炒

紫菀　地骨皮　茯苓　甘草

桔梗炒各一兩　黄芩半兩　石膏　滑石各一兩半

右爲麄末每服三錢水一大盞生姜三片同煎至六分去滓不拘時徐徐溫服量大小加減

愚按前症即癰疽因熱毒蘊結於臟腑經絡之間者當用此藥以疎導托理調和榮衛使邪氣退則元氣不傷而痘瘡易愈也

前胡枳殼散　治痰實壯熱胸中煩悶大便堅實卧則喘急

前胡一兩　枳殼　赤茯苓　大黄

甘草炙各半兩

右爲麄散每服二錢水一大盞煎至六分去滓不拘時量大小加減如身温脉微并瀉者不可服

愚按前症若屬脾胃實熱氣鬱痰滯大便秘結小便赤澁煩渴飲冷身熱脉數者宜用之以表散外邪疏通内臟使邪氣不壅滯且痘瘡輕而易愈也

人參白术散　治痘瘡已靨身熱不退此藥清神

生津除煩止渇

人參　白术　藿香葉　木香

甘草　白茯苓　六味各一兩　乾葛三兩

右爲麄散每服二錢水一大盞煎至六分去滓

不拘時徐徐服

愚按前症若痘瘡已靨身熱或津液少而口乾

引飲者胃氣虛弱也宜用人參白术散若腹脹

泄瀉口乾足指寒冷者脾氣虛弱也宜用十一

味木香散若形寒惡寒嘔吐不食腹脹瀉渇等

症乃脾氣虛寒下陷也用六君子加胡麻姜桂如不應急加丁香若發熱煩躁身熱惡衣屬血脫發躁用當歸補血湯大凡痘瘡若脾氣虛弱出不快者誤以爲熱毒壅盛用涼藥宣利解散致脾胃受傷元氣愈虛使瘡不起發不充滿不結靨不成痂而痒塌煩躁喘渴者死多矣凡痘瘡首尾不宜與水則瘡靨之後其痂落遲或生癰腫治失其法必成疳蝕瘡血水不絕甚則面黄唇白多致難愈蓋脾胃屬土而主肌肉故也

韶粉散　治小兒痘瘡纔愈而毒氣尚未全散瘡痂雖落其瘢猶黯或凹凸肉起當用此藥塗之

韶粉一兩　輕粉一錢

右研和入煉猪脂油拌勻如膏薄塗瘡瘢上如痘痂欲落不落當用此方

羊髓骨髓一兩

右煉入輕粉一錢研成白膏瓷合盛之塗瘡上如痘瘡痒慎搔成瘡及瘡痂欲落不落用上等白蜜塗之其痂自落小無紫黑瘢痕神妙

愚按前症若痘瘡痕赤而作痒屬血虛而有熱也佐以四物牡丹皮若痕白而作痒氣虛而有熱也佐以四君芎歸瘡痂欲落不落者脾經血氣虛八珍湯若發熱而大便秘結者腸胃內熱也犀角消毒丸發熱而大便調和者肺胃熱也麥門冬散膿水淋漓者脫表熱也用敗草散敷之

雄黃散　治小兒因痘瘡牙齦生疳蝕瘡

雄黃一錢　銅綠二錢

右一味同研極細量瘡大小乾糝

綿蠒散　治小兒因痘瘡餘毒肢體節髎上有疳蝕瘡膿水不絕

出蛾綿蠒不拘多少

右用生白礬搥碎實蠒內以炭火燒礬汁乾取出爲末乾貼瘡口內如腫毒作痛更服活命飲

愚按雄黃散清肝殺蟲解毒外治之方也其症所感之經與所致之因各有不同各因手足陽

明經蘊熱所致者用犀角消毒散若因脾經積熱者用大蕪荑湯若因腎經虛熱者用地黃丸若因肝經積熱者用蕪荑湯送大蘆薈丸（）其綿繭散總治瘡毒膿水淋漓收斂之妙劑若果係內無餘毒而未痊者宜用斂之若因氣血虛而不斂宜用托裡散若發熱腫痛大便不結用仙方活命飲更以隔蒜灸法若腫痛作渴大便秘結用四順清涼飲若大便已通腫痛未退仍用活命飲若發熱倦怠大便調和用八珍湯加

犀角如痺蝕未應急用隔蒜灸若發熱口乾肢
體倦怠用八珍湯加黃芪若飲食少思肢體倦
怠用五味異功散加當歸若膿水不絕而發熱
用四物參芪丹皮若膿水不絕而惡寒用四君
歸芪惡寒發熱者用八珍黃芪若乳母肝經血
虛發熱用加味逍遙散若肝經因怒發熱用加
味小柴胡湯若肝經因鬱發熱用加味歸脾湯仍參前痘瘡首尾誤飲氷證

穀精草散　治小兒痘瘡已靨眼目翳膜遮障瞳
人癮澁淚出久而不退或十五日瘡痂已落

其瘡瘢猶黯或凹或凸此肌肉尚嫩不可澡浴及食炙煿辛辣有毒之物恐熱毒薰於肝膈目生翳障若不能守禁而致患者須用此治之

穀精草一兩 生蛤粉二兩

右爲細末以豶猪肝一葉用竹刀批片摻藥在內用草繩縛定入甆器內量用水慢火煑熟令兒食之

愚按前症若痘瘡愈後餘毒入於肺經而作痛者宜用此方羊肝散亦效若肝經熱毒眼睛作

痛佐以小柴胡湯加生地黃或犀角地黃湯

解毒湯　治一切熱毒腫痛或風熱搔痒脾胃

黃連三分　金銀花　連翹各五分

右水煎服

愚按前症當審其臟腑部分及各隨所因而治之若在乳下必當兼治其母

參湯散　治水痘

麻黃去節一分　人參一分　滑石半分　地骨皮半分

知母　羌活各一分　甘草炙半分　大黃一分紙裹煨

甜葶藶一分用濕紙炒

右爲末每服五分水一小盞入小麥七粒同煎至十數沸每服二三匙不可多服

愚按前方發表散邪疎通内熱之峻劑若遍身作痛壯熱煩躁作渴飲冷大便秘結小便澁滯喘嗽等症宜用此方或前胡枳殼散然水痘多屬表邪但若發熱飲引小便赤色者當用升麻葛根湯如無他症不必用藥也

右小兒痘疹無正方論雖有王譚錢氏之書止見

小兒痘疹方　三十六

其方未見其源療之者往往以藥宣利解散因耗傷眞氣遂至不救者多矣深可痛憫文中今將祖父秘傳方論集爲一卷茲守此方三十餘年全活者甚衆百不失一今合廣其傳使患者無枉夭之禍醫者有活人之功此僕之夙心也

附方

三豆飲　治天行痘瘡始覺即服之多者必少少者不出等症

小赤豆　黑豆　菉豆　甘草節半兩

右水煮熟，任兒食之，七日自不發也

紫草木通湯　治瘡疹出不快

紫草　人參　木通　茯苓

糯米各等　甘草減半

右每二錢水煎服

升均湯　治瘡瘡已出不匀，或吐瀉發熱作渴

升麻　乾葛　芍藥炒　人參

白术　茯苓　甘草　紫草如無紅花代之

右每服二三五錢姜水煎

參芪內托散　治痘瘡裡虛發痒或不潰膿或爲倒靨等症

人參　黃芪炒　當歸　川芎

厚朴薑製　防風　桔梗炒　白芷

官桂　紫草　木香　甘草

右入糯米一撮水煎服仍量兒加減

紫草快斑湯　治痘瘡血氣不足不能發出色不紅活等症　即紫草湯

紫草　人參　白朮　茯苓

當歸　川芎　芍藥　木通

甘草　糯米

右每服二錢水煎

人參胃愛散　治痘瘡已發未發吐瀉不止不思飲食等症

人參　藿香　紫蘇　木瓜

丁香　茯苓　甘草　糯米

右每服二錢薑棗水煎

紫草木香湯　治痘瘡裏虛痒塌黑陷悶亂

紫草　木香　茯苓　白术

人參　甘草　糯米

右每服二大錢水煎〻

大如聖飲子　治瘡疹痘毒攻咽嗌腫痛熱瀉

或成腫毒不消等症

麥門冬半兩　桔梗　甘草　鼠粘子牛蒡子炒各一兩

右每服二大錢水煎〻

四聖散　治瘡疹出不快及倒靨

紫草茸　木通　甘草炙　枳殼麩炒

黄芪各等分

右每服二大錢水煎

獨聖散　治痘瘡倒靨陷伏用川山甲取前足嘴

上者燒存性爲末以木香湯入少酒服之

快透散　治痘瘡出不快等症

紫草　蟬蛻　木通　芍藥

甘草炙各等分

右每服二大錢水煎

愚按海藏先生云身後出不快足太陽經也用

荆芥甘草防風湯身前出不快手陽明經也用升麻葛根湯四肢出不快足陽明經也用防風芍藥甘草湯此皆解毒升發之劑也不可不知

鼠粘子湯　治瘡疹稠密身熱等症

鼠粘子炒　當歸　甘草炙各一錢　柴胡

連翹　黄芩　黄芪各一錢半　地骨皮一錢

右每服二錢水煎

紫草散　治痘疹黑陷氣血虛弱瘡疹不起

紫草　甘草　黄芪炙　糯米各一錢半

右水煎服

益元散　治痘疹初煩躁作渴等症

滑石六兩　甘草一兩

右各另爲末每服五六分白湯調下

活血散　治痘疹血虚熱已出未盡煩躁不寧肚腹疼

白芍藥一兩酒炒

右爲末每服一匙糯米湯調下荔枝湯亦可對

四君子湯加歸芪名參歸活血散

參芪四聖散　治痘瘡有熱出至六七日不能長不生膿或作痒

人參　黃芪炒　白术炒　茯苓

當歸　芍藥炒　川芎各五分　紫草如無紅花代之

木通　防風各三分　糯米二百粒

右水一盞煎半盞徐徐服

人參透肌飲　治痘瘡虛而有熱雖能出快長不齊整隱於肌膚間者

人參　白术　茯苓　紫草如無紅花代之

當歸　芍藥　木通　蟬退

甘草　糯米各等分

右每服三錢水一盞煎半餘徐徐服

大連翹飲　治積熱大小便不利及痘後餘毒不解肢體患瘡或丹瘤遊走不止

連翹　瞿麥　荊芥　木通

赤芍藥　當歸　防風　柴胡

滑石　蟬退　甘草各一錢　山梔炒

黄芩炒各五分

右每服三錢水煎一歲每服一二匙三五歲者
每服數匙

愚按前方苦寒辛散發散肌表疏通內臟之劑
若表裏實熱煩躁飲冷大便不通小便秘結者
最宜用之慎不可過劑恐復傷胃氣而變他症
也若妄發之則成斑爛妄下之則成虛脫

胡荽酒　治穢氣使痘疹出快

右用胡荽一把以好酒一盞煎一兩沸令乳母
每含一兩口噴兒遍身勻噴頭面房中須燒胡

荽香能辟除穢氣使痘疹出快前過胡荽懸掛房門上最妙

愚按前方最宜用之若痘疹已出而飲食少思宜用棗炙之兒聞棗香尤能開胃氣進飲食解毒氣若因飲食停滯未及消導遂用此法恐反助其邪以生濕熱則成痘毒也

甘露飲子　治積熱及痘後咽喉腫痛口舌生瘡齒齗宣腫

生地黃炒　熟地黃　天門冬去心　麥門冬去心

黃芩炒　石斛　枳殼麩炒　枇杷葉去毛

茵陳　甘草炙各等分

右每三錢水煎每服二三五匙不可多服

愚按前方涼血解毒除濕清熱寒中之劑治者審之

托裡散　治痘毒元氣虛弱或行尅伐不能潰散用之未成自消已成自潰

人參　黃芪炒各二錢　當歸酒洗　白术

陳皮　熟地黃　茯苓　芍藥炒各一錢五分

甘草炙五分

右三五錢水煎服

托裡消毒散　治痘毒氣血虚弱不能起發腐潰收斂或發寒熱肌肉不生

人參　黄芪炒　當歸酒洗　川芎

芍藥炒　白术炒　陳皮　茯苓各一錢

金錢花　連翹　白芷各七分　甘草五分

右每三五錢水煎服

八正散　治下焦積熱大小便不通或小便淋澀

脉症俱實者

大黃酒炒　車前子炒　瞿麥　萹蓄

山梔炒　木通各一錢　滑石煅二錢　甘草一錢

右每二三錢水煎服

涼膈散　治上焦實熱煩渴面目赤熱頭昏咽燥

咽痛口瘡便溺赤澁狂言譫妄睡臥不安

大黃　朴硝　甘草各二兩　連翹

梔子仁　薄苛葉各三錢

右為末每服一錢竹葉蜜些少煎服

解毒防風湯　治痘瘡毒氣熾盛

防風　地骨皮　黄芪　白芍藥炒

荆芥　牛蒡子

右每服四錢，水煎服，或爲末，白湯調下。

人參理中湯　治中氣虚熱

人參　白术炒　甘草炙，各等分

右每服一錢，姜棗水煎服，爲末，姜汁糊丸菉豆大，每服二三十丸，白湯下亦可。

六君子湯　治脾胃虚弱，不思乳食，或嘔吐泄瀉

飲食不化或時患飲食停滯

人參　白术　茯苓各一錢　陳皮

半夏　甘草炙各一錢

右每服一二錢薑棗水煎

補中益氣湯　治中氣不足困睡發熱或元氣虛弱感冒風寒諸症

黄芪炙　人參　白术炒　甘草炙

當歸　陳皮各五分　升麻　柴胡各二分

右薑棗水煎

瀉黃散　治脾胃實熱

藿香葉　甘草各七錢半　山梔仁一兩　石膏半兩

防風二兩

右用蜜酒微炒爲末每服一二錢水煎

五味異功散　治脾胃虛弱吐瀉不食

人參　茯苓　白朮　甘草炒

陳皮各等分

右爲末每服三錢姜棗水煎

四君子湯　治脾虛飲食不化或泄瀉嘔吐

人參　白茯苓　白朮　甘草炙各五分

右水煎服

四物湯　治肝脾血虛發熱日晡益甚或煩躁不寐

當歸二錢　熟地黃二錢　川芎五分　白芍藥炒一錢

右作二劑水煎服

桔梗湯　治咳嗽吐膿痰中有血已成肺癰

桔梗炒　貝母　當歸酒浸　瓜蔞仁

枳殼麩炒　薏苡仁　桑白皮炒　百合蒸各一錢五分

五味子炒 甜葶藶炒 地骨皮 知母炒
甘草節 防巳 黃芪 杏仁炒各五分
右每服一二錢水煎
四順清涼飲 治積熱煩赤作渴四肢驚掣大便
秘濇
芍藥 當歸 甘草 大黃各等分
右每服一錢水煎
蟾蜍丸 治無辜疳症一服虛熱退二服煩渴止
三服瀉痢愈

蟾蜍一枚夏月溝渠中取腹大不跳不鳴身多癗者

右取糞蛆一杓置桶中以尿浸之却將蟾蜍跌死投與蛆食一晝夜用布袋盛蛆置急流中一宿取出瓦上焙乾爲末入麝香一字粳米飯丸麻子大每服二三十丸米飲下甚效

人參敗毒散　治傷風時氣寒熱咳嗽

人參　茯苓　甘草炒　前胡

川芎　羌活　獨活　桔梗

柴胡　枳殼各等分

右爲末每服一二錢生姜薄荷水煎

仙方活命飲　治一切瘡毒未成内消已成即潰

此消毒排膿止痛之聖藥也若膿出而痛不止元氣虚也當用托裡散之類

川山甲　白芷　防風　没藥

甘草　赤芍藥　當歸尾　乳香

天花粉　貝母各一錢　金銀花　陳皮各三錢

皂角刺二錢

右每服一二三錢酒水各半煎

神効隔蒜灸法、治痘疔毒氣熾盛使諸痘不能起發已起發者不能貫膿已貫膿者不能收靨或大痛或麻木痛者灸至不痛不痛者灸至痛其毒隨火而散京師嘗見治此者即以線針挑破出毒血諸毒隨時貫膿若挑破不痛不出血者難治若用此法灸之即知痛更用針挑破紫血隨出諸痘隨貫亦有生者其法用大蒜頭切三分厚安痘疔上用小艾炷於蒜上灸之每五壯易蒜再灸若紫血出後腫痛不止尤宜當灸

治者審之

神效當歸膏　治痘毒津淫或湯火等瘡不問已潰未潰

麻油六兩　當歸　黃蠟　生地黃各一兩

右先將當歸地黃入油煎黑去查入蠟熔化候冷攪勻即成膏矣

蛇蛻散　治痘毒目翳

蛇蛻二錢爲末　瓜蔞仁半兩研爛

右用羊肝一片批開入藥末二錢線紮緊用米

湛煮熟頻與兒食或乳母食之

荆芥甘草防風湯　解瘡毒

荆芥　甘草　防風各等分

右每服一錢水煎

防風芍藥甘草湯　解瘡毒

防風　芍藥　甘草各等分

右每服一錢水煎

麻黄甘草湯　治表實瘡毒熾盛者

麻黄五分　生甘草三分

右水煎服

輕粉散　治出痘眼内生翳

真輕粉　黃丹各等分

右研左眼有翳吹入右耳右眼有翳吹入左耳更以菉豆皮穀精草白菊花各一兩爲末每服三錢乾柿一枚米泔一盞煎乾將柿去核食之不拘時候日三枚

成都方士禹太和云治痘瘡黑陷垂死者用壁間喜蛛如黃豆者一枚擂爛若一歲兒用雄黃

一厘十五歲者用十二厘十歲者一錢再同蛛蝍研
每人用好燒酒一杯調和徐徐服之余意此方卽
同前十一味與十一味異功散之相類也若因
陽氣虛寒不能營運周身以致四肢逆冷腹脹
唇青其色黑陷者宜用燒酒若因元氣虛之或
色淡白隱隱見於肌膚而不能起發者宜用陳
酒亦可不可拘滯於燒酒也若小兒未過歲者
宜酌量與之亦不可拘於杯許也又有一等
氣血俱虛者或色淡紅而不光澤又不起發或

驚悸咬牙用紫草與紅花以陳煮酒濃煎與兒服之亦可以保其全生也用者宜審諸

抱龍丸　治痰熱喘嗽發熱驚悸不安亦能發痘瘡

膽星四兩　天竺黃一兩　雄黃　硃砂各半兩

射香少許

右爲細末用甘草一觔煮汁爲丸每一兩作二十丸用薄荷或燈心草湯化下

造膽星法南星不拘多少臘月臘水浸洗切塊

晒乾爲末用黄牛膽汁拌匀仍用牛膽殼裝入填滿以線扎口懸掛當風處陰乾隔年方可用愚按前方清熱豁痰利氣之藥過劑則脾肺復傷而反不愈或更加胸腹作脹飲食作嘔者宜用人參白术散培補中氣

五福化毒丹　治胎毒及痘後頭面生瘡眼目腫痛

生地黄　熟地黄焙，各五錢　天門冬去心　麥門冬去心　玄參各三兩　甘草　甜硝各二兩　青黛一兩五錢

右爲末煉蜜丸芡實大每服一丸白湯化下

愚按前方生血涼血解毒寒中之劑用之得宜殊有良驗不過一二丸

犀角消毒丸　治諸積熱及痘疹後餘毒生瘡

生地黄　防風　當歸　犀角屑鎊

荊芥各一兩　牛蒡子杵炒　赤芍藥　連翹

桔梗各七錢　薄荷　黄芩炒　甘草各半兩

右爲末煉蜜丸芡實大每服一丸薄荷湯下

愚按前方清熱解表涼血破血消毒損胃之劑

多不過二十服大凡痘毒當發則痘瘡快飲冷水部粉散治法用之餘倣此

敗草散　治痘瘡過搔成瘡膿水淋漓謂之斑爛用屋爛草或蓋墻爛草多年者佳如無曠野生者尤佳爲末摻之

愚按前症亦有氣血虛熱而不愈者如遍身患者須多摻鋪席上令兒坐卧其瘡即愈

羊肝散　治痘毒入眼或無辜疳氣入眼

蜜蒙花　青箱子　决明子　車前子炒

右爲末用蜜蒙花末三錢餘藥各一錢拌勻用羊肝一大葉薄批摻上濕紙裹煨熟空心早食之

愚按前症若因肝經風熱傷血宜用本方若因肝經血虛風燥宜用四物湯加山梔鈎藤鈎牡丹皮若因肝經血虛生風或腎水不能生肝木宜用六味丸若成肝疳者用六味地黃丸以滋肝腎用四味肥兒丸加人參白术以補肝脾

一小兒痘瘡目生昏翳或作或徹服退翳之藥

不愈診之脉弦細而數此乃肝腎有疳症余用九味蘆薈丸及六味地黃丸又與輕粉黃丹散尋愈

一小兒患兩目赤腫痛不可當此肝火爲患用四物合小柴胡加山梔牛蒡子生甘草倍用穀精草數劑而愈

一小兒痘愈後眼痛不開用犀角地黃湯加柴胡湯一劑而開又生赤翳遮滿仍用前藥加穀精草治之而愈

蟬菊散　治癍瘡入眼或病後生翳障

蟬蛻洗淨去土　白菊花各等分

右每服二錢水一盞入蜜少許煎乳食後量兒大小與之

羌菊散　治瘡毒上攻生翳并暴赤羞明

羌活　蟬蛻　防風　蛇蛻

菊花　穀精草　木賊　甘草

山梔子、白蒺藜　大黃　黃連

沙苑蒺藜各等分

右為末每服一錢清米泔溫煖調下

丹粉散　治痘毒膿水淋漓

輕粉　黃丹各五分　黃連末二錢

右研勻搽患處

羚羊角散　治小兒癍疹後餘毒不解上攻眼目

生翳羞明眵淚俱多紅赤腫閉

羚羊角鎊　黃芩　黃芪　草决明

車前子　升麻　防風　大黃

芒硝各等分

右以水一盞煎半盞去滓稍熱服

消毒化癍湯 治小兒癍疹赤滿二十一日面目疾作者餘症上同 卽消毒救苦湯

羌活五分 藁本二分 細辛一分 黃連三分

黃芩一分 酒芩二分 酒栢三分 生地黃三分

麻黃五分 升麻五分 白术一分 蒼术二分

生甘草一分 吳茱萸半分 陳皮一分 紅花半分

蘇木一分 當歸二分 連翹三分 防風五分

川芎五分 葛根一分 柴胡二分

右作二服水一盞煎至一盞去滓稍熱服

穀精草散　治瘡疹已靨翳膜遮障瞳子等症

穀精草一兩　蛤粉　黑豆各二兩

右爲末用雄猪肝一葉竹刀批開摻藥在內以麻線縛定砂罐內水煮熟令兒食之

當歸補血湯　治益氣損傷或妄服峻劑致氣血益虛肌熱大渴引飲目赤面紅脉洪大而虛重按全無此病多得於飢飽勞役者

黃芪一兩　當歸二錢酒製

右水煎，乳母同服。

濟生犀角地黃湯　治鬱熱不解，經絡隨氣湧泄，爲衄血，或清道閉塞，流入胃脘，吐血，或餘血停滯，面色痿黃，大便色黑者。

犀角　生地黃　白芍藥　牡丹皮各一錢

右水煎服，乳母同服。

四神丸　治脾胃虛弱，大便不實，飲食不思，或泄利腹痛等症。

肉豆蔻二兩　補骨脂四兩　五味子二兩　吳茱萸一兩，浸炒

右爲末生姜八兩紅棗一百枚煮熟取棗肉和爲丸桐子大每服五七十丸空心或食前白湯服去五味子吳茱萸名二神丸

四味肥兒丸　治小兒食積五疳或白禿體瘦肚大筋青髮稀成穗或遍身瘡疥等症

蕪荑炒　神麴炒　麥蘖炒　黃連各等分

右爲末豬胆汁丸黍米大每服二三十丸木通煎湯下

九味蘆薈丸　治小兒肝脾疳積體瘦熱渴大便

不調或瘰癧結核耳內生瘡等症

胡黃連　黃連　蘆薈　木香

蕪荑炒　青皮　白雷丸　鶴膝草各一兩

麝香三錢

右爲末蒸餅糊丸麻子大每服一錢空心白湯

下

大蕪荑湯一名梔子茯苓湯　治小兒脾疳少食發熱作渴大便不調髮黃脫落面黑便清鼻下生瘡能乳食土等症

山梔三分　黃栢　甘草炙各二分　蕪荑五分

黃連　防風各二分　麻黃　羌活

柴胡各三分　白朮　茯苓　當歸各四分

右每服一土二七錢水煎〻

濟生歸脾湯　治〻脾血虧損健忘驚悸等症

人參　黃芪　茯神各一錢　甘草炙五分

木香五分　白朮炒一錢　遠志　酸棗仁炒

龍眼肉　當歸各一錢

右水煎服〻

愚按前方若乳母憂思傷脾血虛發熱食少體倦或脾不能攝血以致妄行吐下或健忘怔忡驚悸少寐或心脾作痛自汗盜汗或肢體腫痛大便不調或經候不准晡熱內熱或唇瘡流注等症致為患者用之令子母俱服

八味地黃丸即錢氏地黃丸加肉桂附子各一兩

愚按前方治稟賦命門火衰不能生土以致脾土虛寒或飲食少思或食而不化臍腹疼痛夜多漩溺等若病久元氣耗損所致尤宜用之或

乳母命門火衰兒飲其乳以致前症者母宜服之

加減八味丸即六味地黃丸加肉桂一兩五味子四兩治禀賦腎陰不足或吐瀉久病津液虧損口乾作渴或口舌生瘡兩足發熱或痰氣上湧或手足厥冷等症

八珍湯即前四君子四物二湯相合

愚按前方治氣血俱虛或因尅伐之劑脾胃虧損肌肉消瘦發熱寒熱飲食少思等症

十全大補湯即八珍湯加黄芪肉桂

愚按前方氣血虚弱或稟賦不足寒熱自汗食少體瘦發熱作渴頭痛眩暈

逍遥散加牡丹山梔名加味逍遥散

當歸　甘草炙　芍藥酒炒　茯苓

白术炒　柴胡各一錢　牡丹皮　山梔炒各七分

右水煎服

愚按前方若乳母肝脾血虚内熱或遍身搔痒寒熱或肢體作痛頭目昏重或怔忡頰赤口燥

咽乾或發熱盜汗食少不寐或口舌生瘡耳內作痛或胸乳腹脹小便不利致兒爲患者尤宜用之

九味龍膽瀉肝湯　治肝經濕熱或囊癰下疳便毒小便澁滯或陰囊作痛小便短少　愚製

木通　車前子炒　當歸尾　澤瀉各五分

甘草　黃芩　生地黃　山梔各三分

龍膽草酒炒五分

右水煎母子同服

抑肝散　治肝經虛熱發搐或發熱咬牙或驚悸寒熱或木乘土而嘔吐痰涎腹脹少食睡臥不安愚製

軟柴胡　甘草各五分　川芎八分　當歸

白朮炒　茯苓　鈎藤鈎各一錢

右水煎子母同服

梔子清肝散一名柴胡梔子散　治三焦及足少陽經風熱耳內作痒生瘡或水出疼痛或胸乳間作痛或寒熱往來

柴胡一錢　梔子炒一錢　牡丹皮一錢　茯苓
川芎　芍藥　當歸　牛蒡子炒各七分
甘草
右水煎，子母服。若太陽頭痛，加羌活。
柴胡清肝散　治鬢疽及肝膽三焦風熱怒火之症，或項胸作痛，瘡毒發熱。愚製
柴胡一錢半　黄芩炒　人參　川芎各一錢
山梔炒一錢　連翹　甘草五分　桔梗八分
右水煎，子母同服。

小柴胡湯 加山梔牡丹皮名加味小柴胡湯 治傷寒溫熱身熱惡風頭痛項強四肢煩疼往來寒熱嘔噦痰實中暑瘧疾並服之闕註

柴胡二錢 黃芩炒一錢半 人參 半夏各七分 甘草炙五分

右姜水煎子母同服

愚按前方若肝膽經風熱肝火瘰癧寒熱往來日晡發熱潮熱身熱不欲飲食或怒火口苦耳聾咳嗽或脇痛胸滿小便不利或泄瀉吐酸苦

水或肢體搐動唇目抽掣並宜用之

砭法　治丹毒疔瘡紅絲走散或時毒瘀血壅盛或色赤走散用細磁器擊碎取有鋒芒者以筯劈開頭夾之麻線纏定兩指輕撮筯稍令磁芒正對患處懸寸許再用筯頻擊

神功散　治痘毒腫焮作痛未成者敷之即散已潰者敷之腫痛即消

黄栢炒　草烏炒　血竭加

右為末等分津調敷患處

製附子法

附子重一兩二三錢有蓮花瓣頭圓底平者先備童便五六碗將附子先放在竈上煙櫃中間良久乘熱投入童便浸五七日候潤透揭皮切四塊仍浸二三日用粗紙數層包之浸濕埋灰火半日取出切片檢視有白星者乃用瓦上炙熟至無白星爲度如急用即切大片用童便煮二三沸熱瓦熟用之

丹溪先生解痘毒藥

絲瓜　升麻　芍藥酒炒　生甘草

山查　黑豆　赤小豆　犀角鎊各等分

右爲麁散每服三錢水一大盞煎至七分去滓不拘時徐徐温服量大小加減

稀痘方

用老鼠去皮取肉水煑熟量兒大小與食數次出痘甚稀未食葷時與食尤効屢試屢驗

小兒痘疹方論終

灌膿　收靨　結靨　寒戰　痒塌　咬牙　聲唖　倒靨　根窠

音志　痣　煩躁　痂　結痂　起脹　貫膿　收靨　凹　凸　凵

手引草ニ見ヘタリ

寒戰咬牙ナリ寒戰モ熱毒ト虚寒ノ二證アリ咬牙モ同前ナリ虚寒ニハ治幼ノ建中湯ニ參附湯ヲ兼用モナリ熱毒ニハ治幼ノ加味回春散或ハ二陳湯ニ芩連梔子加（用レハ多ハ治ス虚寒ノ候ニハ建中湯加チ附子ヲ用レ氐不治證十ハモアリ私全体至テ重キハ完祈ス而已

〇香川痘ハ八九日ノ上虚寒ニ（參朮桂附木香或加蔻訶丁糯（カケン　イカウサレ）

治幼　〇建中湯（參二錢　芪二錢　朮苓一錢五分　芍ハ八分　附子　姜桂木香丁五分

（生姜一片　收靨ノ後寒戰咬牙等ト同ク此方ヲ用治ニ

臨證綜合類（婦科、兒科）

種痘龜鑑

〔日〕久我克明　述　東京醫學校分版　明治四年刻本

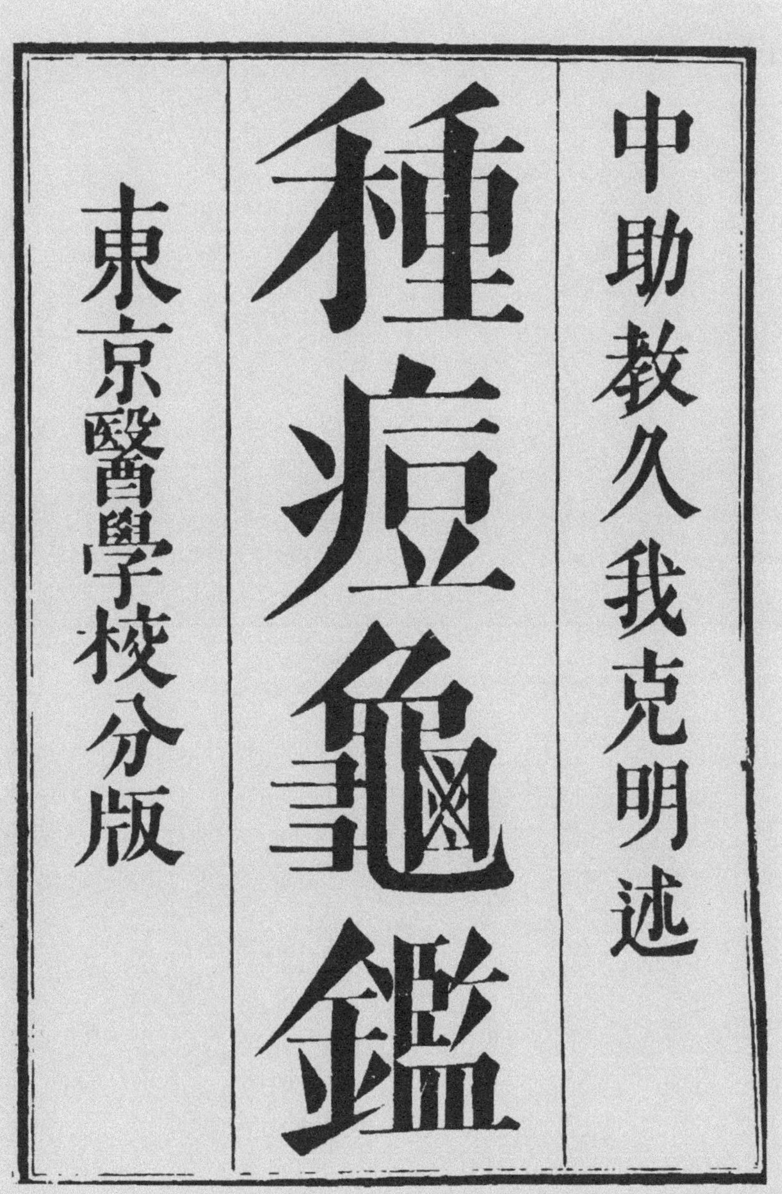
中助教久我克明述

種痘龜鑑

東京醫學校分版

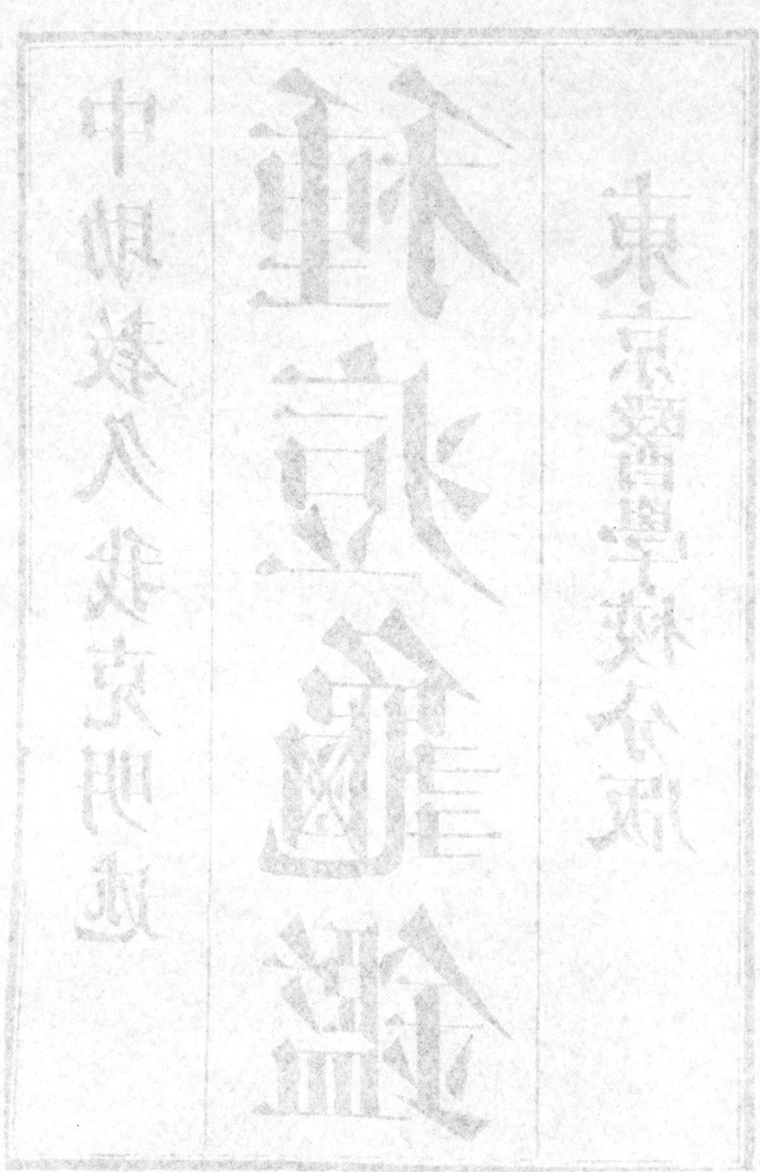

種痘龜鑑

種痘論

夫天之生物各適其宜、無不有護身養生之理、魚浮以胞游以翅、鳥飛以翼翮禦冷以茸毛、鵝鴨之能游泳以其掌也、鶴鷺覓食于水項足長也、蝙蝠無足不能行地則有翼端懸掛之鈎、象頸短不能俯仰則有鼻端拾掇之指、其他如蜘蛛、螺殼、蟹鉗、亦無不有護身之具、焉且其遇病也、野鷄滯食則咀藜葉以吐穢物、野豬逆上則磨傷頸於樹木、傷脈以瀉欝血、是皆造化之妙使自知養生之法也、人之所以爲萬物之靈者以思慮知覺超過于羽毛鱗介之屬、而又有健康長壽之性也、然或受父母之遺毒、或由外來之変感與情慾之私、遂生百般之疾病、而損天年者亦不尠矣、西國學醫者、能格物致知而力行諸實地、講求其理、故其論益審其術益精、可謂探天地之蘊、發造化之妙矣、如占拿氏所發明引痘是也、痘瘡者一種傳染病而戕害人命、莫甚於此、案此証太古無之、

皇國

聖武天皇天平七年乙亥春、始起於筑紫也漢土後漢建武年中、將軍馬援征武陵蠻、時兵衆罹此病遂

傳延而入中國、因名之虜瘡、又以形名豆瘡也、亞米利加洲紀元三百六十年、歐邏巴人來傳其病、爾後蔓延死者至三百萬人、歐邏巴洲此病起原諸說紛紛未詳、紀元四百年間大流行於阿黎米國、又五百七十年以來惡性痘流行於伊太理亞及佛蘭西、死者不知幾巨萬也、以此觀之痘證之起、雖萬國未詳其創、均是同性傳染病也、天平以降、醫治無法、當其流行則沿門闔鄉、一縣一洲、比比相斃、北邙爲山、其慘毒殆不可言、父祖失兒孫、同胞連屍、憂愁無窮、其僥倖而存者、或傷耳目手足、爲廢人者、不遑枚舉也、上天好生之慈心、降牛痘、以制人痘、顧天下後世之嬰兒、免此厄難、永躋壽域、不亦多幸乎、夫牛痘之發見于世、耶洋曆一千七百九十六年（本邦寛政八年）英國有醫占拿者、始究牛痘、制人痘之理、其五月十四日偶見採牛瀍之婦人感牛痘、乃取其漿試種諸兒女兩臂、果有効、其証經過毫不異於天花也、七月一日復試取人痘、以種其兒、則一顆不出、遂斷然決意、更採牛痘、遍傳數人、又能知其性不變、有預防之效矣、於是反復試驗、百發百中、活人無筭、英王嘉奬、賜之萬金、建種痘院於龍動府、以占拿爲都督、

嘉永己酉和蘭醫有門尼幾者、始載痘苗至長崎、授之柴田氏直種之三兒、一兒發一顆、嗣後以人傳人、其法至簡至便、微無災害、實可謂濟生之妙法贊化之大道、也庶幾業醫者、宜究斯理、施斯術、使人無夭殤之患矣、

牛痘性質

牛痘性也者、一種固有之氣、在其瘡痂中、非如他流行病、因於風、或因於衣服屎尿、而傳染者、也其漿粘稠而透明、如白露、無臭氣、微有鹽味、其質恰如水與蛋清、試分析之、又以顯微鏡撿查之、更不見異狀之

物、特其有傳染性、施于人身而可知耳、雖天宰化工之妙不可量知、然本草綱目有牛蝨克免痘之說、牛蝨猶奏効、況牛痘乎、施之人身、撲滅於天行痘感受性必矣、豈可毫髮容疑哉、古人謂其感受性消亡之期在種痘後第六七日也、

種牛痘而要知其預防力之效、宜以痘形狀經過則無誤、其所證種痘後第二發熱、及收靨落痂、毫無疑似之証、顯然遺於綱樣斑痕者是可知爲十全之功也、

種痘法

其法不論春夏秋冬、不拘寒暖晴雨、雖不分男女年齡強弱、然生後從三月至十二月、最爲良期、但其生齒期、腺毒、疥癬、及疳疾、痢病、疫熱者、可俟病瘥、然當天花流行、則不論生後日數微恙少患、皆宜種痘也、將種痘時先揭小兒兩袖、紮縛、或用小繩、横穿兩袖、結束、男先左女先右、醫者左手執嬰兒手于腋下、勿令伸縮、使外皮微撐張、右手取沾漿鍼、向於消爍清冷淵之部位、少斜刺入于皮下、約一分以少見血爲度、次以其鍼頭、轉轉摩擦痏痕、切誡粗暴用鍼、若出血多則使痘漿共流出無効也種痘箇數、雖隨年齒强弱及時令寒暖有所增減、大概半歲者四箇至六箇、一歲二歲者六箇至八箇、三歲五六歲者十箇乃至十二箇、其種處兩間之距離、凡可隔六分、否則當灌膿之時、乃有簇合之患也、如法種畢、俟兩臂血點既乾而後徐垂衣袖、襯衣宜用柔軟絲細、若衣服麤硬者恐致擦損、或爲防搔破、種後自四日至十日間用軟布卷於臂亦良、種痘者、別不要醫藥、唯避寒熱、節飲食、三週之間行半身浴、可也、若非常發炎熱者用緩下劑、或種痘之部焮衝而苦痛者冷濕法有効、

採漿法

擇健康之兒無他疾病、種後第七八日痘証整然灌漿滿足者、醫斜取種痘鍼、向疱輕輕刺破將痘面中央一點硬靨、微揭過一二分時、乃俟明亮如白露清液湧出、以鍼頭注痘漿、宜沾鍼授于種痘師、出痘有數、其漿雖良善、不可妄破多顆分於多人、大概一顆接四五人、爲良、大人之漿或無効、

眞痘

種痘後一二小時鍼痕尚存、其部周圍稍發赤色、有隆起或不然者、其色須臾消散唯遺小創痕而已、第

三日創處再現赤色、微突起于皮上、恰如蚤咬之痕按之少挖張而圓形有粟粒大之核、其色鮮紅、

第五六日、起張而疱中現行漿之候、殆如眞珠寶光、疱内少含透明稀液、上面稍凹、猶有根脚、其形隨痏狀全圓或橢圓也、

第七八日、痘疱大腫起焮衝爲紅暈、而頭額掌心、俱見微熱或焮衝甚達于皮下、腫脹增大其餘勢有及腋下腺者、則抱兒者慎勿觸於腋下、其性鋭敏者有發搐搦怔忡、或大熱苦悶者、

第九日十日、痘疱豐熟、而濃漿充漲疱將裂破、其形

大約三四分、高一分半徑二分乃至三分、脚外紅暈漸次消散、痘心始見收靨之狀態、

第十一日、諸証觧散、痘漿變黃蠟色、從中心乾涸結褐色靨、其痂光澤堅厚帶黑色、半月之外逐次落痂、若痘疱破壞則結痂無定準、矣落痂後細看其疤內、白色平滑凹窪、顯然而存斑痕如綱者、是眞痘之証也

種痘後、至第三四日而發熱、稱之第一熱、又至第七八日、而發熱、稱之第二熱、其熱度之輕重、各有差、輕者勿論、其重者或皮膚淡白、全身壯熱、脈疾數、微渴

或泌吐流涎、下利、搐搦、此熱二十四時或三十六時而多鮮散又發熱之間、痘之周圍或全身就中上部半身發於粟粒大之疹、此証多在豊血之兒、又有發疱於痘之隔部者、是所希見於腺毒質者也、又或因禀賦及時令之變、發期不能無遲除、或有八九日而發者、或有十四五日而後生者、

僞痘

痘証經過無定準、大異於眞痘、種後第二三日而生核子、見赤色第四五日而爲疱、其漿如黄白膿、或不至灌漿皺縮乾涸、其痘形頂尖而不平坦、其色淡白

不發紅暈、及第七八日收靨、其痂黄而薄、又有中央厚而邊薄者、其疤淺而不著明或有全無瘢痕者、又第三四日、已爲疱、第五六日、收靨或有發羅斯狀焮衝者、至第九曰十日、而其焮衝增盛、達於臂及腋、或波及于渾身、而有發熱脈數煩悶、兼腋下腺大腫起者、或疱不乾固而潰爛、或爲腫瘍而有漏多量之膿而後結大痂者、發是等証、者必於種痘前、患疥瘡、頑癬、其他慢性皮膚病者、殊於惡液質者、多所目擊也、

或種痘之部、有爲他之皮膚病誘發之地者、又有痘

內爲疣目、血腫囊狀、水泡、水痘狀、而膿混血者皆僞痘、不足以防天花也、發此証者、或有再種、而不感者、故發不順痘、如彼者再三試種、可以撲滅感受性也、

蓄藏痘苗之法

牛痘苗者、貯法得宜、則數月間、能存其性、若遇陰陽乖錯、電氣感動、及隆寒盛熱、則亡其性、其法善性無病之嬰兒種後第七八日、痘証整然、灌漿充實者、撰之以種痘鍼、微刺破之、待漿液湧出、而後注之小玻璃管、管口斜接痘瘡、而其漿入管內、寸餘則除去之、左手抱其管、右手打其背、再三見痘漿至管之中央、

乃認漿在處、上下各距半寸許、以鉗切其兩端、用朱蠟固封而貯

將種痘則如前切管之兩端、納諸稍大玻璃管、更接漿管其兩管以拇指與食指撮之、以口吹出其漿、如法用之、

痘痂者撰其証良然種痘後第十七八日者、採之直、掩合痂內面、而入硝子版或鑞容封、其版復納于大硝子鑞或竹筒、以木炭末、埋之固封以貯、焉方種痘之時、則取出其痂、將刀尖刮取釁申之肉、入磁器、以入乳汁濕之、然後用棍研磨、成漿供用

西國醫學牛痘變性之說曰近年見種痘者發熱痘形如舊不大而再感于天行痘者間有之蓋由痘素經年遞傳於許多有病無病之人體遂變本然之性哉顧痘苗要鮮新採牛痘直種之人則其功力尤優矣此說實丹信也竊疑如疥癬癩毒以人傳人經幾星霜其性今尚不變則牛痘豈獨有經久變其性之理乎往古占拿氏所種者間有再感見于史乘克明聞之抱獨英西國醫多有唱此說者近年於歐邏巴諸州各設牛舍從牛傳之牛採其漿直播之人爲良也然予未見於牛痘變性之確證種牛痘而發

眞痘者、雖免天花毫無疑、然由于人之性質、再有感天花者、故牛痘者再種而要試初種之效力也、

或曰取人之牛痘、接之犢牛、其所感發痘苗亦可以種于人、于時明治二年己巳十一月於東京築地牧牛所、試種諸二犢不感、三年庚午二月又以船來痘苗、種之二犢、一顆不出、

傳聞牛痘也者、發牸牛、令接之犢牛、故不感乎、又種人之牛痘而所發之痘於牛體、其性力無異于彼天花乎、抑自然牛痘者、不拘牝牡及年齒、哉又由寒暖風土、哉冀濟生之士、若其地方有牧塲則宜使牧者

種痘龜鑑 二　九

知牛痘發生之徵

牛痘徵候

訶傑兒氏曰牝牛發痘前數日不欲飲食乳房溫度增加而所出乳汁漸減少尋乳頭外面發見赤色細小之結腫其頂遂次變而爲徵凹之疱第四日至第七日全熟此疱充透亮水漿如眞珠色漸爲膿狀其周邊盡紅輪此時觸其乳房則有痛楚之狀態第十二日至第十四日而收靨落痂之後歷歷遺留赤色瘢痕此痘瘡雖不可辨知其自然發生與傳染然經過整整不異于人痘予詳所親驗也

再種之說

或曰種痘者雖經年之久猶可免天行痘乎恐能力衰耗難保數歲之後矣此說似有理焉盖再種之法不可定以初種之年月可隨各人之體質而定之侃斯達篤曰凡牛痘再種之期限雖有衆說以成男成女之年紀爲良方此時則人身感受性必一變故再種牛痘而所嘗種痘性奏實効可以防於天行痘其功力尚存與否以此試之可也洋曆一千八百四十八年普魯士國兵士二萬八千八百五十九人欲試牛痘再種而撿之其中六千三

百七十三人者，痘疤既消，痕不分明，二萬八千八百五十九人，盡沾捿其證例，如左

一萬六千八百六十二人發水疱

四千四百四人，發疱不整，

七千五百九十三人，不感，又再種之，其發疱者千五百七十九人也，

按發此水疱者，初種之痘性漸衰耗，而減防制之力，乎若遇惡痘流行，則為其所感傳，亦未可知，雖或有傳染者，多變痘而未有如未種之人罹危險而死者，也是故欲終身免於天花之厄者，必不可以不再種

也嗚呼世之仁人君子使嬰兒得無夭札之患永游嬉熙熙之臺則豈不亦賛天地好生之大德哉

明治四年辛未夏五月

大學種痘館幹事

大學中助教久我克明述

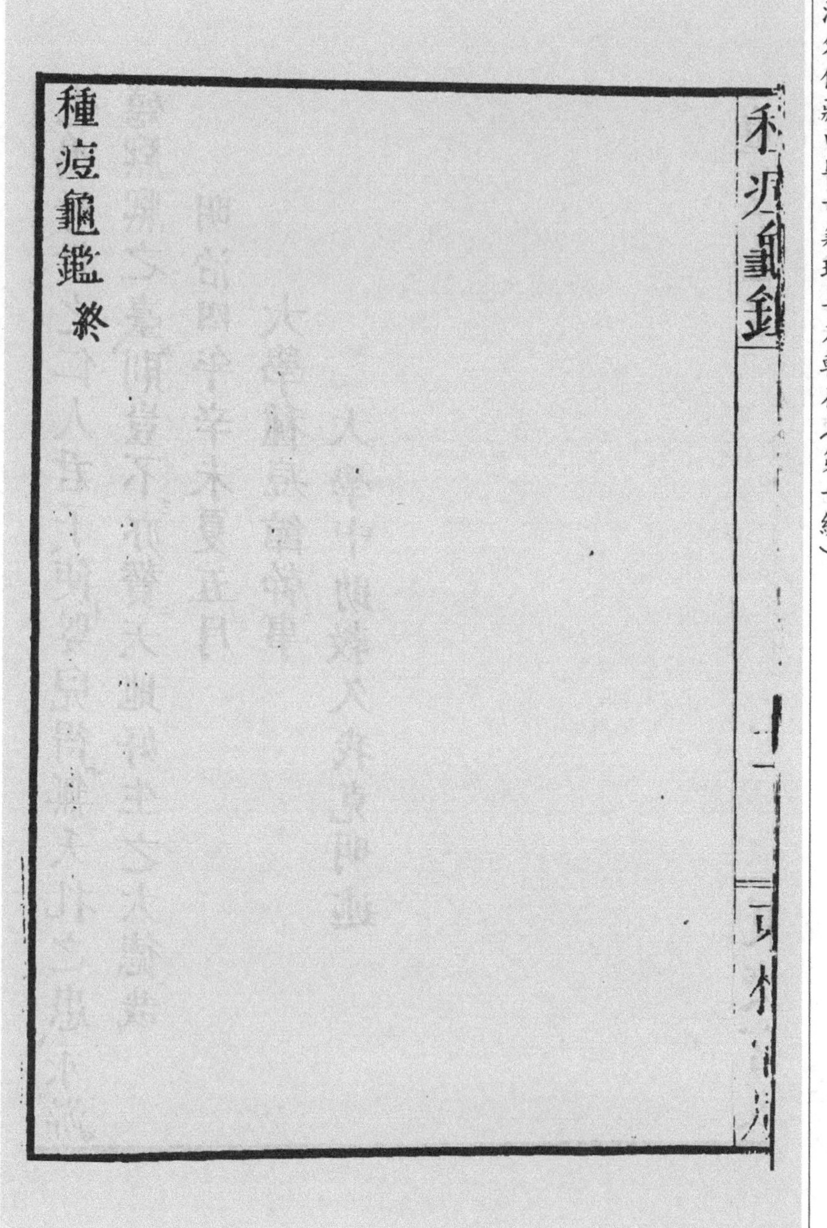

種痘龜鑑終

東校醫院官版

東京淺草茅町二丁目
須原屋伊八

同　馬喰町二丁目
島村屋利助

發兌

臨證綜合類（婦科、兒科）

保赤彙編（一）

〔清〕金玉相 輯 光緒四年刻本

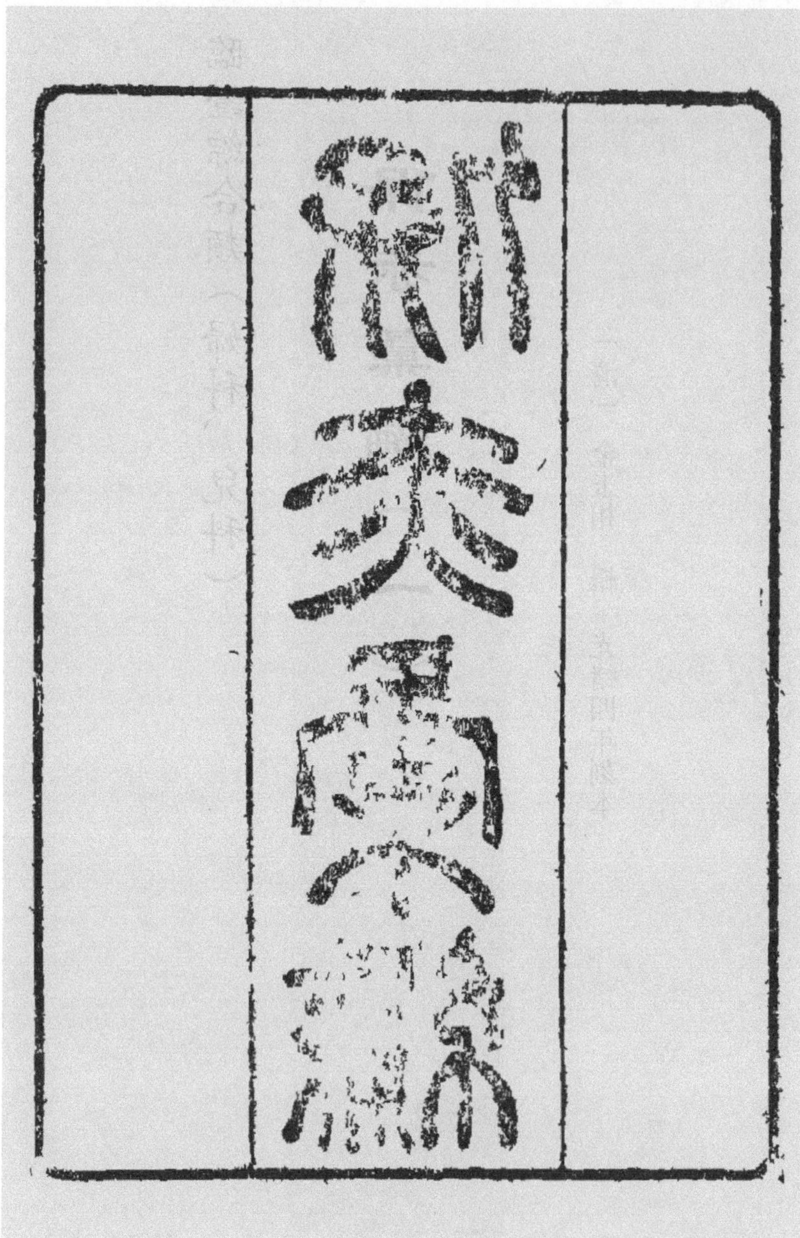

保赤彙編序

天地之大德曰生生莫迫于赤子故王政之圖之饋養先焉夫其春秋巡省救所疾苦雖不言醫醫在其中扁鵲入咸陽見秦人重小兒乃爲小兒醫隨俗變遷故國工無專技小兒稚陽天全利害易應明者心消息之今之君子勤勤于仁術者又何多也積善有慶垂裕後昆以錫麟寶訓爲第一法宜調護造于未形以達生篇爲第二乳保乃育兒之本以產寶爲第三福幼編附焉啞科聽斷貽害滋多以保嬰易知錄爲第四脈微難見雖靈樞素問不具其說以小兒藥證直訣爲第五知識初萌首端志趣閑邪存

誠芳躅可師以呂氏童蒙訓終焉人生强弱之賦根乎元氣也有壯而折孱而壽者元氣之羸固爲之病在標雖急易治病在本雖緩難圖醫者意意者理窮其理究其變縱古無此方而我治之輙效出身利用原不拘拘于陳編庸醫學淺飲其劑初不加劇久之纏綿消耗而不起一若病果難療委之數者絕不自咎因循誤之誤之至于再至于三而求之猶不止垂縷之命試于淺學之手僥倖于偶中中者幾何兒之惛惛不能自達其寒熱虛實醫之智識乃與兒同爲可痛也嗚呼豈獨兒醫爲然哉夫以空疏得售其術則必以學爲多事古今不學而能惟饑而食寒而衣

耳願人學以待時不可急時名而不學更不可以不名于時而妄行其學學以爲己推而及物愛之必有以教之使無懟天地生成之德是故二三君子彙刻其書屬序于予而予引申其意如此也光緒戊寅涂月平湖朱之榛

保赤彙編總目

錫麟寶訓敘

甲寅之歲余手錄戒淫摘要一書將以付梓客有爲余告者曰古來戒淫書夥矣子猶闡發其說以垂炯戒至種子一事當世絶少善書何不取古人戒言悉行刊刻布施爲艱於子嗣者勸耶余因博采諸書彙成一冊題曰錫麟寶訓夫麟仁物也人以仁德感之天乃以仁物錫之故種子之方必先種德譬之嘉穀不種何穫其勢然也若夫有子不肖敗行辱身破家蕩產此皆由先世不知積功累仁所致是不特無子者宜積德以綿延先澤卽有子者亦宜積德以垂裕後昆讀麟趾一詩可以悟錫類之故矣或曰是皆有

文

數在不可強求然果能積德於冥漠之中天心亦自可轉移矣命何難自我作哉語有之種蘭得香種粟得糧有志之士可以知所從事焉咸豐四年歲次甲寅小春月朔日雙榆村人金玉相識

錫麟寶訓摘要卷一

保赤彙編一

金玉相勉夫輯

種子格言

種子訣曰萬物莫不有根本試驗諸草木必栽培其根本始能枝葉茂盛花實蘩衍此物理也惟人亦然父母者人之本也子與孫猶枝葉花實也枝葉花實之所以茂盛繁衍者皆根本栽培之力厚也非孝無本子孫而不孝是傷其本矣傷其本枝從而亡冒起宗曰求子之道第一在戒淫行蓋淫爲萬惡首天之降罰最酷每見人家有多娶婢妾生子竟終身無子者有生子已經長成忽又夭死者亦有生子不

背破家喪身卒至無嗣者皆以淫惡過重故爾殃及
子孫誠知血食非輕曷弗早觀淫報
種子說曰人生具此生理仁者天地之心而人之所
以生也生生理流溢決當有嗣古來求嗣者貴者用其
貴富者用其富有言者用其言處處寬人容人愛人
救人時時以好生爲心雖年過商瞿無不有子得生
生之道也天地爲萬物父母人民者天地之子孫也
以愛人利物爲心必能以救人生命爲事是爲天地
救子孫也爲天地救子孫而天地不以子孫報之無
是理也故積仁未有無子孫者也今有殘忍爲心陰
賊爲行好殺爲快淫於色刻於財狷而隘湍而刻好

潔而絕物其人往往乏嗣少生生之意也春夏之氣多長養故萬物生秋冬之氣多肅殺故萬物凋凡近於肅殺之氣者皆不利於子嗣是以求子之方有二凡近於殘忍諸病即改易性情洗滌腸肺以求之凡近於斂財緊刻諸病即分散家貲濟人利物以求之二方異名蔽之曰仁而已矣心未誠仁未深而遽期有報無是事也處處存實心在在含生意將化育之功在於方寸又豈僅沾沾於子嗣之有無哉

又曰人謂子爲種其義可思譬若力田須有穀種蓋仁者人之所以爲心與其所以生也昔人擬仁爲穀種而以心爲良田以仁存心譬下美種自獲嘉穀存

仁而雜以害仁者猶種穀於長林豐草間其夭折而鮮穫固也若殘忍刻薄絕無仁心此其死心并若石田矣故仁爲人種

朱在菴曰種子之法一如種物果下美種天必如其種以生之且必十倍其種以償之彼不知有秋之利者見人投種則怪曰奈何以可食之物棄之於淤泥不知福田之利者亦然及其收穫則爭羨之苟惜於下種曷可冀乎

種子訣曰種子之法有二一曰盡人力在清心寡欲四字寡欲則精壯氣實結胎有基但腎水主智若勞心焦思則腎傷矣艱於嗣者半爲少年過欲傷腎所

致猶復多邇妾婢廣服丹藥致熱藥內傷臟腑漁色外役精神甚至損身深可痛惜一曰回天意在積德存仁四字博愛之謂仁即不忍人之心也時行方便廣積陰功生機自然充溢猶天地氣候閉藏一遇陽春靡不生育蓋仁心如瓜果之仁若無核中之仁雖種腴壤何能生發袁了凡立命篇乃絕妙種子方求子者須心體力行

畜德錄曰世人無不急於生子不知少欲之人恒多子且易育氣固而精凝也多欲之人恒艱子且易夭氣洩而精薄也今人縱淫無度眞陽枯槁安能成胎即僥倖生子亦不能育或殤於痘或傷於驚痘者熱

毒驚者熱風毒者父母之眞精不足風者父母之眞氣不固夫艱於子嗣亦有數不可強者然果能受持功過格誠意祈求善端充積自有明驗今人中年無嗣不思積德求子固屬大過若僅燒香祈禱甚爲無益更或多置婢妾適增罪愆耳

黃月槎曰方書每載種子一門誠綿延宗祀之苦衷今編中獨缺此種竊謂子孫繁衍皆由祖宗積德已身行善上天錫以嗣息使獲多男之慶得遂燕翼之謀所關非淺豈可強求每見富貴之家年未四十借名無子藉號體虛廣蓄姬妾徧覓奇方金石雜投辛溫並進以爲毓麟有望誰知腎火熾而情欲肆情欲

肆而精夜漓神衰形喪終歎無兒兼之年壽不永中道棄捐而與寡慾多男之說不大謬哉上天好生挽回甚速奉勸艱嗣君子深體天心廣行陰隲出言醞天地之和居心存忠厚之意肅房幃而勿求美色淡嗜慾而毋斲乃躬或敦宗睦本或濟急扶危或流傳善書或創興義學或矜恤孤𡚒或施棺助葬或饋藥送衣或有力而獨爲或無力而勸募一切善事次第力行自然螽斯載咏麟趾呈祥也況夫人而求子原爲家業無人可付宗祧無人可守耳如有家業而乏子嗣財已無主不思修爲專圖賸刻繼嗣覬奪搆訟多端身未寒而家已破仍飽他人之腹徒增一己之

德思孰甚焉何如以無主之財而作有益之事乎伏願求子者勿恃藥餌堅守仁心身其康强子孫其逢吉矣

陳良謨曰凡子嗣之有無賢不肖似有定數然轉移禍福又在於人蓋數定者天命感應者天心天以生物爲心人苟念念濟人利物初無所爲而爲則精誠之極自可以上格天心是以古今陰德感應之事照然不誣蓋天心既格數即隨之而轉譬如國家之刑賞法制一定不移苟人臣眞能以忠誠感動君心則既謫而召還臨刑而施赦俄頃間喜怒頓殊何不可挽回哉

終

錫麟寶訓摘要卷二　　保赤彙編二

金玉勉相夫輯

積德

昔司馬溫公嘗曰積金以貽子孫子孫未必能守積書以貽子孫子孫未必能讀不如積德於冥冥之中以爲子孫長久之計夫君子修德行善豈真有邀福之心然有感必應天道固然自來門祚熾昌莫非祖父功德所致爰輯積德一卷以廣流傳俾爲子孫計者知所觀法云爾

朱柏盧曰積德之事人皆謂惟富貴然後其力可爲抑知富貴者積德之報必待富貴而後積德則富貴何日可得積德之事何日可爲惟於不富不貴之時能力行善此其事爲尤難其功爲尤倍也蓋德亦是天性中所備無事外求積德亦隨在可爲不必有待

假如人見蟻子入水飛蟲投網便可救之又如人見乞人哀叫輒與之錢或與之殘羹剩飯此救之與之之心不待人教之也即此便是德即此日漸做去便是積今人於錢財田產即去經營日積而於自己所完備之德不思積之又大敗之不可解也今亦須論積之之序首從親戚始宗族鄰里中有貧乏孤苦者量力周給嘗見人廣行施與而不肯以一絲一粟援手窮親斯亦倒行而逆施矣次及於交與與凡窮阨之人朋友有通財之義固不必言其窮阨之人雖與我素無往來要知本吾一體生則賑給死則埋骨惟力是視以全我惻隱之心次及於物類今人多好放

生究竟末務有不須費財者如任奔走効口舌解人厄急人病周旋人患難不過勞己之力更何容吝又有不費財并不勞力者如隱人之過成人之善又如啟蟄不殺方長不折步步是德步步可積但存一積德之心則無往而不積矣不存一積德之心則無往而爲德矣要知吾輩今日不富不貴無力無財可以行大善事積大陰德正賴此惻隱之心就日用常行之中所見所聞之事日積月累成就一箇好人不求知於世亦不責報於天若又不爲是眞當面錯過也不富不貴時不肯爲吾又未知即富即貴之果肯爲否也

李昌齡曰世間萬物久聚必散自然之理也夫金穀寶貨雖萬乘之貴且爲養天下而散苟不爲此必若鹿臺鉅橋不能久聚世之愚者常聚金穀寶貨自謂可使子孫世世不散眞可怪笑及夫散也不以水火去則盜賊去兵革獄訟去不肖子孫去此事自古皆然非止今日是故鄧通之銅山不能有萬日石崇之金谷何常傳百年金谷寶貨不可久聚如此予欲積善之家常以其餘者廣施惠於親戚朋友故舊鄰里之不足者小民之貧困者人有疾苦患難者天既福之以富而又與以爲善之資使之益種後福何其幸也切弗負却苟能如是而散之則將復聚於吾之子孫益陰功陰德厚矣

王士晉曰書曰以親九族睦族聖王且爾況凡衆人乎末俗或以富貴驕或以智力抗或以頑潑欺淩雖能爭勝一時巳皆自作罪孽嘗謂睦族有四務曰矜幼弱曰恤孤寡曰周窘急曰解紛競幼者稚年弱者鮮勢人所易欺則矜之一有矜憫之心自隨處爲之効力矣鰥寡孤獨王政所先況乎同族得於耳聞目擊則恤之貧者恤以善言富者恤以財穀衣食窘急生計無聊則周之量己量彼可爲則爲不可望其報不必使人知吾盡吾心爲人有忿則爭競得一人勸之氣遂平遇一人助之氣愈激然當局而迷者多矣居間解之族人之責也此之謂四務引伸觸類爲義

田爲義倉爲義學爲義塚教養宗族使生死無失所皆豪傑所當爲也

范文正嘗謂子弟曰我宗族甚衆於我固有親疏然我祖宗視之則均是子孫且自祖宗來積德百年始發於我若獨享富貴不恤宗族他日何以見祖宗於地下今何顏入家廟乎（非篤於親親之道者不能逮此）故生平嘗買良田百畝爲義莊族之貧乏者每人日給米一升歲給絹一疋嫁娶喪葬皆有周給予純仁增廣義莊人咸謂克承父志云

關中張氏曰世間孤寡之人最堪憐憫仁人用心宜加矜恤强悍或凌則爲伸大義以攻之可也宗族或

欺則爲稱仁厚以勸之可也貧困則周濟之可也患難則保護之可也愁苦則寬慰之可也籌則代之可也失則教之可也過則原之可也利則公之可也費則免之可也不忍之心出自眞誠直足格上帝於九天感鬼神於三界豈曰小惠云哉

兗州王克明誠心恤寡族中有寡居者明卽聚族人爲之謀曰守節聽其自然而日用飲食須爲之計久遠各捐貲湊成若干代謀利息按月饋送又年節問勸子姪輩先往拜叩曰所以慰其苦而堅其志也姻里朋友中有守節者亦周濟玉成之緣此寡居數家無一失所者

胡拯安曰陰功有萬而救人爲第一倘値水旱奇荒百萬生靈嗷嗷就斃仁人君子當此苟可自全性命即當傾財救濟而一人之力有限須約實有善心者廣爲勸募設法賑給庶幾轉溝壑爲衽席此在大家般戶首當倡率者也

史搢臣曰歲逢水旱流離載道仁人君子諒皆垂憫然非空空歎息也或曰俟其有而與之何時是有何不分一二口食一二文錢亦可救饑度命若謂善門難開恐其不繼即密持錢米於流民往來之地隨緣給之老幼殘疾者救得一人是一人施得一日是一日囊罄則止何憂不繼哉

魏時舉立心仁愛重義好施博集羣書不樂仕進家多田產積穀有餘值歲歉穀價騰貴因發倉廩出糶價惟取時之半以周人急常語人曰歲凶之半價即豐時之全價雖少取之不爲損也

董公朴參江藩時子士毅爲舉人家食遣僕候公公問舉人家居何爲僕對曰里中比年大祲餓殍塞途舉人日募工掩殍骼幾千計矣公惻然又問曰舉人故窶甚募工費何能辦曰每一殍計工費穀若干皆貸於族叔某也公曰是義當爲者因還書勉之云凡義所當爲者闇然默而行之更勿以彰示人若微有取名意則淺陋甚矣

高忠憲曰古語云世間第一好事莫如救難憐貧而濟人又不在大費己財但以方便存心慈祥爲行平居酒席省得一二品餽遺省得一二器少置衣服一二套省去長物一二件切切爲貧人算計存些盈餘以濟人急難去無用可成大用行一善可抵萬善此積德中大功課也

殿元河南劉理順少年鄉薦久不第家貧樂道讀書神廟聞哭聲甚哀問之乃一人出外七載不歸其毋年老貧甚欲賣媳以圖兩活得遠商十二金晚即隨商去姑媳不忍相別耳劉聞之急呼其僕曰汝可將我家中銀十二兩來僕曰家中之用止有納糧銀數

餘兩劉曰汝第與我同作一書內稱其子之語言離家七年已獲利五百餘金十日後便歸先寄銀十二兩等語覓人送至其家姑媳將銀及書以告遠商商知其子尚在且即歸遂取銀退婦而去踰十日其子果歸所得之銀與所行之事悉符前書毋以問子子駭甚但曰此神憐我也每日合家拜謝天地而已

呂原明曰昔京師有某以金銀寶二篋付託於其友數年而死其友往語其子子曰我父平日未嘗一言此且無契券之驗殆長者之誤也其友曰我躬受之爾父豈待契券與汝汝必與聞哉兩人相推無敢當其友遂持以白官時包孝肅尹京兆究其實斷還其

予今人良心滅絕見利紛爭聞兩人之風其亦可以少愧矣乎

張知常在上庠日偶他出有同舍生發篋盜其金十兩學師集同舍檢得之公不認曰非吾金也錢財事小名節事大使張若認將置同舍生於何地耶同舍生且慚且感夜袖金還公公憐其貧復以半與之見既不認還又均分何忠厚乃爾

丁清惠公置產必詳訪來歷遇有兄弟交爭或郎舅相爭及子盜父業主占奴業者必正色以倫理諭之從容解紛使其相安賴以和好者甚眾每置一業必謂家人曰為人占不得一分便宜況棄產得產苦樂大不相同須曲體之三年以後有求加者必應其請

曰范文正三買田宅吾愧不能效法前賢又何忍有求弗應有同族以田售客曰得同宗業恐滋後累公曰祖宗一脈即使不得其產亦應周急吾正欲借此以伸厚誼又何傷哉一進士門生好以刻薄謀產公貽書訓之曰產業將貽之子孫須得之光明待之寬厚斯可垂之久遠若以產業為冤業非惟為子孫作馬牛直為子孫作蛇蝎耳凡置產者宜一自省戒之戒之又以扇寫古詩云一派青山景色幽前人田地後人收後人收得休歡喜還有收人在後頭進士慚服

陸平泉好行方便至老不衰待佃戶尤加厚每誡其子孫及其僮僕曰農夫歷盡四時艱苦方得有此秋

成不可不深體恤收租切勿用大斛看米色稍寬一分凡遇水旱多給工本不責其償冬間免荒米務從厚凡佃戶有獄訟有疾病必多方周護之五旬免壽米始加爵則又倍免六旬以後凡得一孫即加免租若干故陸氏之佃戶家家溫飽

陳成卿曰嗟彼農夫終歲勤動無時得暇合家勞苦無人得稍一遇水旱不時竭盡手足之力固無論矣憂思孔迫肝腸幾碎質典無物稱貸無門工費難求忍饑車水憂勞并集疫痢踵生一至秋成其歉收者苦不待言即幸有收而還租還債以後室中依然懸磬也然則富貴家最宜加惠佃戶彼竭力養我而忍

重困之乎王文肅公每夏必載家人游各莊以觀力作之苦申文定公每冬常有破格之惠以及鄉農諸尙寶景陽聞佃戸死喪必涕出而助之丁清惠公待佃戸如父子佃戸無不富庶四公皆得乎泉遺厚先曾祖龍江公刊字於租斛云出此斛入此斛願吾子孫世世守此斛先祖敬齋公更續題云少收幾斛多收幾代後著爲規凡子孫發科發第者每畝免米伍斗彼吳下虐害佃戸往往夭亡立致且生前良田幾千而後嗣不留寸土厚薄之報較若列眉莫謂弱肉可欺而以迫脅爲快且縱虎狼之僕以殘我農夫也

此段勸諭諄切懇到直爲肇農請命閱者切勿略過

吏揩臣曰凡人負欠錢財决非甘心不肯須要原情不必凌虐太甚言語説盡身分做盡當看兒孫面上稍稍寬容每見貧者欠人貲財衣物一時無償赴懇求寬既惡其巧心善辨覥面無言又嫌其默訥柔姦總之欠字壓人頭不知何法可合人意俗云人人説我無行止你到無錢便得知故有錢財被人欠負當諒其無計設法而寬貸之不當因其艱轉推諉而逼迫之也昔梅衡湘公爲固安令有中官饋公豚蹄乞爲追負公烹蹄召中官飲幷召負債者至前呵之負債者訴以貧公斥曰貴人債敢以貧辭乎今日必償少遲死杖下矣負者泣而去中官意似惻然公復呼

來蹙額曰吾固知汝貧然無如何也亟賣爾妻與子持錢來雖然吾爲汝父母何忍使汝骨肉驟離姑寬一日歸與妻子訣別此生不得相見矣公言時不覺墮淚負者聞言愈泣中宦亦泣辭不願償爲之毀券嗟嗟世之倚富壓貧者特未念其賣妻鬻子一段光景耳誠念及此有不惻然動乎

袁君載曰大抵奴僕婢女就役於人者天資多愚蠢作事多乖誤爲家長者於使令之際有不如意宜曲爲諒之寬以處之多其教誨省其嗔怒如此則婢僕可以免罪主者胸中亦覺省事有時或不得已而責之亦只宜畧加箠楚切勿毒打致傷忠厚且恐事生

不測至於家中子弟不許擅打僕隸婦女不許擅打婢妾有事當令告之家長婢僕既欲其出力任事不可不察其飢寒憫其勞苦卧宿去處亦當留意冬時風寒夏月蚊暑亦須爲之檢點庶幾仁人之用心也史搢臣曰錢財不可不惜然亦不可苛刻我能寬一分則人受一分之恩矣如小本生理及挑負奔馳者惟仗工夫氣力養家活口尤當倍加優恤在我釐毫之寬所去有限彼得一釐一文所喜無窮每見刻薄之人取之盡錙銖刹削半生害生一旦反至傾家蕩産又見寬厚之人終日受人侵削反能飽食煖衣終身無禍者比比然也人欲自算莫若觀人清夜將所

見所知者屈指而計刻薄之後人與寬厚之後人較量之孰亨孰否孰富孰貧便見天之報施不爽矣

又曰經營二字當看得大如耕農織婦行商坐賈無一非經之營之也必要平心公道斯貿易場中雖未有積功累仁之事而自無欺心昧理之事即此亦如是功德蓄米而望米價貴蓄布而望布價增則其心不平如大入而小出造假以混眞則其道不公不平不公皆出於利心太重究之豐嗇有數未必即如其意空起刻薄心腸即或獲利致富天道福善禍淫未必親享其利世有商賈成家而子孫不享厚福者良由此也

張安國舍人知撫州日有賣假藥者出榜戒約曰陶

隱居孫眞人因本草千金方濟物利生多積陰德名在列仙自此以來行醫貨藥誠心救人獲福者甚衆不論方冊所載只如近時此驗尤多有只賣一眞藥便家資鉅萬或自身安榮享高壽或子孫及第叉曾見貨賣假藥者其初積得些少家業自謂得計不知冥冥之中自家合得祿料都被減尅或身有横禍或子孫非理破蕩者蓋緣賣藥之人多是疾病急切將錢告求賣藥之家孝子順孫只望一服見效郎被假藥誤賺非惟無益反致損身人命最重無辜被禍其痛何窮

薛西原好施人有疾親爲檢方合藥嘗解綿衣以衣

寒者或曰焉得人人而濟之丙原曰但不負此心耳嘗云天地間福澤若不存些憂勤惕厲的心聚他不來若不做些濟人利物的事消他不去至理名言千古不易

居翼修曰嚴君平賣卜與子言依於孝與臣言依於忠與弟言依於悌終日利物而無利物之名士君子有志於惠澤及人者不可不識此妙理

史搢臣曰可以一言而解人之紛一出而救人之厄此亦不必過爲退避也但因以爲功則市道矣又曰排難解紛是實行門中第一義能和人骨月見人搆難時一語解釋其福無量

胡振安曰凡人爭訟多起於一時意氣觧之則大事

化小小事化無消禍於無形兩家均受其福所以遇爭訟之事必當委曲調停俾釋忿相好庶幾爲天地培養和氣昔袁仲誠少業儒鄰有異母弟以家財不公欲訟其兄仲誠以手足之情諭之不可解遂持己財與之而訟以息其兄不知而仲誠亦不言此眞可謂陰德也

昔人云凡人在顛沛患難之中善用一言解救上資祖考下蔭兒孫又云推人與扶人都是一般手陷人與讚人都是一般口甯使扶人手莫開陷人口若能依此言前程永固久

眞經註曰見人學好多方贊成見人差錯多方提醒

見人豐顯則談其致福之由見人苦難則原其所處之不幸斯長者之道也若忌成樂敗何與人事徒自壞心術耳

長樂編曰或曰陰德曷從而修之曰凡可修者不以富貴貧賤拘但於水火盜賊饑寒疾苦刑獄逼迫逆旅狼狽險阻艱難至於飛潛動植力可到處種種方便雖一言一話之間必期有益一動一止之際必欲無傷如此存心則陰德無量而福報如之矣

袁君載曰飛禽走獸之與人形性雖殊而貪生惡死其情則與人同故凡養親祀先敬賓大禮所在不得已而烹宰則可若徒爲口腹斷宜節省況人一生之

食即一生之祿祿盡則死矣是以君子淡泊明志非惟愛物之命且惜自己之福

勸世文曰天下物命殺之未有不恨者惟牛犬有功被殺爲恨中之恨天下物命殺之未有不痛者惟螃蠏蛤蜊螺螄鱔魚從滚湯中煑爛而後死當其死不遽死求一刀而不可得爲痛中之痛天下物命殺之未有不慘者惟田雞臨死抱頭鰻鱺全身寸斷團魚脚踏其背棒觸其口至死銜棒爲慘中之慘至於連繭煑蠶帶殼煑鼈皆是衆生極恨極痛極慘事今人若能永戒其功德甯可思議乎

程明道窗前草茂覆砌或勸之芟明道曰不可欲常

見造化生意又置盆池畜小魚數尾時時觀之或問其故曰欲觀萬物自得意

周茂叔窗前草不除去人問之曰與自家生意一般可見草木雖是無知若無故而斬伐不幾自傷其生意乎

司馬溫公曰草妨步則薙之木礙冠則芟之其他任其自然相與同生天地間亦各欲遂其生耳

宋葛繁爲鎮江太守力行善事一士人往謁請教繁曰吾始者日行一利人事嗣後或二或三或數四或十餘今四十餘年未常少廢問何爲利人事繁指席間踏子曰此物置之不正則觸人足予爲正之若人

饑與飯渴與杯水幾微言語動作有可以利益於人者隨念隨時隨事上至卿相下至乞丐皆可行之惟在於恒久而已

唐翼修曰士君子處心行事須以利人爲主利人原不在大小但以吾力量所能到處行方便之事即是惠澤及人如路上一磚一石有礙於足去之即是善事惟在久久勤行耳豈宜謂小善不足爲

錫麟寶訓摘要卷三　　　保赤彙編三

金玉相勉夫輯

懲惡

姚氏家訓曰大抵創業者皆期子孫之繁盛然其本在一仁字梅杏果之實皆曰仁仁者生生之意也蟲蝕其肉風透其外能生乎哉人生內生淫慾外肆奸邪即蟲之蝕風之透也能生乎哉

昔有客論世間百物皆有影惟人心無影文忠公曰子孫即其心之影子孫昌善之影也子孫不昌惡之影也天道福善禍淫理無作惡之家反報子孫之昌熾者

張楊園曰做人最忌是陰惡處心尚陰刻作事多陰謀未有不殃及子孫者語云有陰惡者必有奇禍可畏矣哉

王陽明曰今人爲子孫計或至謀人之業奪人之產日夜營營無所不至昔人謂爲子孫作馬牛然身沒未寒而業已屬之他人讐家群起而報復子孫反受其殃是殆爲子孫作蛇蝎也

韓山子曰人每臨終時憂子孫異日貧苦不思子孫貧苦從何而來乃從祖父積惡中來平日專事苛刻討便宜凡損人利己之事靡所不爲是日日殺子孫也平時殺子孫至臨終則憂子孫自我殺之復自我

憂之不惑之甚哉
陳幾亭曰諺稱富人爲財主言其主持錢帛也然能守能散方名財主若死守弗散是名財奴夫散非妄費之謂也亦謂約己濟人當捨處雖多弗吝竊見近世富人一生坐享安樂又欲爲子孫計長久明明有用財之處慳吝不用一旦身亡只供子孫酒色賭蕩之資語云鄙嗇之極必生奢男濟貧乏一毛不拔供浪費一擲千金豈虛語哉
冒起宗曰予每見權貴之門及暴富之室不肖子孫驕奢淫蕩或身未死而產已暗鬻他家或肉未寒而人已裂據其室前人一銖一寸而積之後人如泥如

沙而棄之而彼不肖者又大半皆聰明人也此何以故葢由當日逞威挾智逼勒牢籠以成巨室始而耗人繼爲人耗諺云來得不明去得正好正此謂也眞經註云貪刻之後每生蠢敗葢氣類所感自然而然譬如嘉葩惡木各有其種生平作惡多端而妄冀其不生敗家子呆蠢漢是猶種惡木而望其生嘉葩也其可得乎

又云男女至淫淫而不肖已極然盜淫之性稟自何人試思乃父奪人錢財淫人妻女費盡機謀壞盡心術淫盜之性種於前則淫盜之萌發於後理勢必然非獨天之惡貪淫而厚其罰也

補過

于鐵樵曰人不能無過然能改過自新卽能轉禍爲福蒼天愛悔過之人有加倍於尋常少過者何以知之尋常少過者庸碌無爲隨緣安分不過以命所應得還之而已若勇猛改悔之人大抵智識高明才力剛健一旦撥轉念頭作事必多警策如雨後新晴天氣倍加澄朗有人於此旣耽酒色復冒風寒戕賊其身無所不至迨病根旣深畏死心切徧請名醫酌用汗吐下之藥猛加蕩滌然後補以參蓍輔以杞菊精神日旺筋力日強丰采煥發較勝於未病之先蓋經過一番瞑眩件件調攝得宜故比少年無病者更覺

可恃改悔得福者何異於此惟全不求醫仍然縱酒漁色衝風冒寒吾知其不治矣夫聖人之言百試百驗之神方也恐懼懺悔汗吐下之良藥也功過格常服之參蓍杞菊也對症投方斟酌在我但不可投一劑而遽求奏效耳

袁了凡曰人欲獲福而辟禍未論行善先須改過盖改過乃出死入生之關也一息尚存彌天之惡猶可改悔故過不論久近惟以改爲貴昔蘧伯玉行年五十而猶知四十九年之非吾輩身爲凡流過惡蝟集而回思往事常不見有過者心粗而氣浮也然人之過惡深重者亦有效驗或心神昏塞轉頭即忘或無

事而常煩惱或見君子而赧然消沮或聞正論而不樂或施惠人而若吝或夜夢顛倒甚則妄言失志皆作孽之相也苟一類此即須奮發舍舊圖新幸勿長惡殃及子孫

施愚山曰人生大小過不可勝數少壯時第一在淫而其淪肌浹髓至老彌甚者莫如貨財一節貪心所使機械百生而總不出於損人利己一語是非惡人爲然庸鄙之流自利之心勝輒不能無犯焉苟速速改悔去其自利之私則作善降祥其後嗣未有不昌熾者矣

袁了凡先生嘗於慈雲寺中遇一老者孔某精邵子

皇極數引之歸試其數纖悉皆驗因爲先生卜終身休咎言數該無子先生知其預定遂澹然無求逾年訪雲谷禪師於棲霞山靜坐三晝夜不起妄想師問其故先生曰余爲孔公算定一生皆有定數無可妄想師笑曰人生安得無數但爲凡人有數極善之人數固拘他不得極惡之人數亦拘他不得先生曰然則數可逃乎曰命由我作福自己求詩書所載的爲明訓因問孔公所算若何先生以實告師曰汝自揣應生子否先生曰不應也大凡地之穢者多生物水之清者常無魚余好潔和氣能育萬物余善怒爱爲生生之本忍爲不育之根余矜惜名節常不能捨己

救人又多言耗氣喜飲爍精好徹夜長坐而不知葆元毓神皆宜無予師曰我觀世間享千金之産者定是千金人物享百金之産者定是百金人物應餓死者定是餓死人物天不過因材而篤幾曾加纖毫意思即如生子有百世之德者定有百世子孫保之有十世之德者定有十世子孫保之有二世三世之德者定有二世三世子孫保之其斬焉無後者德至薄也汝今既知非將向來不生子之相盡情改刷務要積德行仁從前種種譬如昨日死從後種種譬如今日生此義理再生之身也太甲曰天作孽猶可違自作孽不可活孔公算汝乏嗣此天作之孽也猶可得

而違今汝力行善事廣積陰功此已作之福也安得而不受享乎易曰君子趨吉避凶若言天命有常吉何可趨凶何可避開章第一義便說積善之家必有餘慶汝信得及否先生信其言拜而受教遂起求子之願誓行善事三千條師郎出功過格相示令所行之事逐日登記善則記數惡則退除先生由是戰兢惕厲在暗室屋漏常恐得罪天地鬼神一切善事見無不為嘗訂空格一冊名曰治心篇日置案頭所行纖悉必記夜則設桌於庭效趙越道焚香告帝其夫人不能書每行一善事用鵝毛管印一紅圈於歷日之上四年三千之數已滿辛巳生子天啟後改名儼

登天啟乙丑進士

雲南進士須澄本幼聰穎弱冠遊庠長襲父業作幕才學過人久困棘闈年過五旬無子已置三妾生而不育又值家變迭興聞覺夢道人善請呂祖仙乩齋沐往叩呂祖降壇示曰須子自負多才豈知多才多誤乎須跪泣求訓又示曰道有萬端總歸一善走向善去便是生路而千萬吉祥集之矣走向不善去便是死路而千萬凶災集之矣人負慧性奇才是極幸又極不幸如聖賢稟天縱之資具聰明才力俱用在積功累仁上德如何大福亦如何大豈非極幸若奸宄以不凡之質而聰明才力俱用在機械利慾中惡

如何深禍亦如何深豈非極不幸乎須子有出羣之才吾爲爾喜又爲爾悲爾知之乎須復跪求示又批云爾年已半百終日詡詡自得馳騁其才皆誤用之才適足上戕宗祖下賊兒孫者也吾是以悲之也爾自今以後果能轉舟之帆返馬之轡改塗易轍所用之才皆恰當之才適所以報答宗祖培植兒孫者也吾是以喜之也須復禱云弟子深悟前非痛加洗滌自今束筆家居不復爲幕將家財廣行善事以期晚蓋未識可稍逭否呂祖又示曰種種善事誠貴力行然爾之行善正當作幕正當執筆而行善愈易行善愈大何也天下之最便於行善者莫如官吏生殺惟

我威福惟我利害惟我倘存心行善則積德累功易如反掌亦且功德之大倍於他途也然爲官爲吏無論才短才長勢必資幕賓以運籌而決斷故官吏無權而幕賓最有權千詞萬狀積於幕案爲幕賓者一得剖其曲直司其予奪區其禍福定其死生吾見往來鑒察神祇每於帷幕之前後左右環視如電見判詞恰當則笑顏點首以錄功見判詞背謬則怒目切齒以記罪甚有自恃無私好執偏見又或徇情貪利舞弊作奸種種顛倒以抑沈冤於莫雪者鬼神且不暇登簿而急奏天曹彰報尤速得禍尤烈故作幕一途最易損陰德亦最便積陰德也不肖者認此爲

圖利肥家之藪則日持快心之筆不啻日持殺身之刀賢者假此爲濟人利物之途則揮三寸之管直可造數世之福須子欲補過遷善即從作幕執筆一途求之毋泥成法毋設成心惟惻然肫然體天地好生之心以爲心念此訟獄之紛其間出於狡猾虛飾者固亦有之而迫於懦受強凌愚被汚陷覆盆莫解者十居其九是全賴閱詞者虛心以探其隱微平心以論其曲直設身處地以詳其疾苦痛癢關切以救其顛連勿泥律中之義常施法外之仁須子惟牢記吾言即以萬萬千千之善盡寄於濡毫搆語之中則福基大啟蕃祉頻膺矣判畢須望空叩謝即日洗心滌

慮痾改前非雖在幕中常若帝天之鑒不敢妄判一詞行之三年鄉會聯登妻妾俱育共有五子長登第次翰林餘以名宿顯孫支林立皆嗣書香

齊旺金華人五旬無子有茅山道人善相謂之曰汝惡氣隱於天庭必有虧心處旺曰少年嘗淫人妻女道人愕然曰犯此宜斬兒孫矣淫惡最難懺悔非有大善不能回天汝今只管積善不妨頻相旺謝之始而依人爲善樂輸無已閱一年道人相之曰未也因而倡衆爲善首捐過半閱一年道人相之曰未也又復獨力行善不肯讓人家貲已罄矣閱一年道人相之曰異哉陰隲文已見何憂無嗣未幾生一子旺享

壽七十猶及抱孫

張甯晚年無子禱於家廟曰甯有何罪孽至斬先人血食傍一妾曰揞誤我輩即陰隲耳甯悚然醒悟察不願留者即日遣嫁并行一切善事次年即舉一子

周才美爲子娶婦而能命主家政以斗斛秤各二（一）以入多出少之法婦不悅求去曰翁所爲逆天理妾他日生子定不肖破家人謂是妾所生恐被玷累才美悟乃曰及今改之何如婦問用此幾年矣曰二十年婦曰必欲妾留當入少出多反用二十年者乃可翁許之後生子登第

錫麟寶訓摘要卷四　　保赤彙編四

金玉相勉夫輯

蒙養附

易曰蒙以養正聖功也養之若何孝弟以葆其性謹慎以存其心勤儉以課其業而已近世此道不明凡古人所以昭示後學者概置不道而獨以記誦詞章爲剽竊名利之計甚非所以培養人才綿延世澤之意也爰採先正格言編成蒙養一卷附於篇末以爲育麟者勸

朱文公童訓

凡子弟須要早起夜眠凡喧鬨爭競之處不可近無

戲之事不可爲謂如賭博籠養打棍踢毬放風禽等事凡相揖必折腰凡對父母長上朋友必稱名凡稱呼長上不可以字必云某丈凡遇長上必作揖凡飲食於長上之前必輕嚼緩嚥不可聞飲食之聲凡飲食之物勿爭較多少美惡凡侍長者之側必正立拱手有所問則必誠實對言不可妄凡開門揭簾須徐徐輕手不可令震驚響凡衆坐必斂身勿廣占坐席凡侍長者出行必居路之右凡如厠下必浣手凡夜行必以燈燭無燭則止凡待婢僕必端嚴勿得與之嬉笑凡執器皿必端嚴惟恐有失凡危險不可近凡道路遇長者必疾趨而揖凡夜臥必用枕勿以寢衣

覆首凡飲食舉匙必置筯舉筯必置匙

范竹溪埋學備考

凡人子行步要安詳穩重不許跳躍奔趨說話要從容高朗不要含糊促迫作揖要深圓不可淺遽侍立要莊靜不可跛欹起拜身手相隨不可失節衣履要留心愛惜不可汚壞瞻視要安閒不可流亂在坐要端重不可箕岸但有違犯輕則跪重則責慎勿姑息

古云教子嬰孩信夫

史搢臣願體集

父母教子當於稍有知識時見生動之物即昆蟲草木必教勿傷以養其仁尊長親朋必敎恭敬以養其

禮然諾不爽言笑不苟以養其信稍有不合即正言厲色以諭之不必暴戾鞭撲以傷於恩子弟少年不當以世事分讀書但令以讀書通世務切勿順其所欲須要訓之謙恭鮮衣美食當爲之禁淫朋匪友勿令之親則志趣自然樸實近理其相貌不論好醜終日讀書諳坐便有一種文雅可親即一嚬一笑亦覺有致若恣肆失學行同市井列之文墨之地但覺面目可憎即自己亦覺置身無地矣

王朗川治謀

養子弟如養芝蘭既積學以培之更須積善以潤之人之教子飲食衣服之愛不可不均長幼尊卑之分

不可不嚴賢否是非之迹不可不辨示以均則長無爭財之患責以嚴則長無悖逆之患教以分別則長無匪類之患

吾之一身尚有少不同壯壯不同老吾身之後焉有子能肖父孫能肖祖所可盡者惟留好樣與兒孫耳

胡安國子弟或出宴集雖夜深不寢以候其歸驗其醉否且問所集何客所論何事有益無益以是爲常

林退齋臨終子孫長跪請訓先生別無他言若等只要學喫虧從古英雄只爲不能喫虧害了多少事

李建章新增願體集

語云有好子孫方是福無多田地不爲貧好與不好

只爭个教與不教世上那个生來就是賢人都是教訓成的每見人家祖父愛子孫定要好食與他喫好衣與他穿獨不思喫慣穿慣了好的便不知樽節賣田賣地都從這裏來又見人家祖父疼子孫儘他要的把來與他儘他惱的替他打罵出氣獨不思順從他慣了必至自縱自由闖禍生事那時節雖悔也遲了從此一想子孫如何可以不教但教訓有个方法未教他作家先教他做人教他做好人先教他存好心明倫理顧廉恥習勤儉守法度方是教訓

人家子弟知識稍開課誦之餘一切家計出入人情世故須爲講究即如飲食使其知稼穡辛勤衣服使

其知機杼工苦并田莊望歲時豐稔經營慨物力艱難漸漸說至創業守成防危慮患多方譬喻此等言語較之詩書易於入耳使其平日了然胸中及長庶幾稍知把捉矣

王文成學規

凡教童子惟當以孝弟忠信禮義廉恥爲專務其栽培涵養之方則宜誘之歌詩以發其志意導之習禮以肅其威儀諷之讀書以開其知覺今人往往以歌詩習禮爲不切時務烏知古人立教之意哉大抵童子之情樂嬉遊而憚拘檢如草木之始萌芽舒暢之則條達摧撓之則衰痿今教童子必使其趨向鼓舞

中心喜悅則其進自不能已譬之時雨春風沾被草木莫不萌動自然日長月化若冰霜剝落則生意蕭索日就若槁矣故凡誘之歌詩者非但發其志意而已亦所以洩其跳號呼嘯於詠歌宣其幽抑結滯於音節也導之習禮者非但肅其威儀而已亦所以周旋揖讓而動盪其血脈拜起屈伸而固束其筋骸也諷之讀書者非但開其知覺而已亦所以沈潛反覆而存其心抑揚諷誦以宣其志也凡此皆順導其志意調理其性情潛消其鄙吝默化其粗頑日使之漸於禮義而不苦其難入於中和而不知其故是蓋先王立教之微意也若近世之訓蒙稚者日惟督以句

讀課倣責其檢束而不知導之以禮求其聰明而不知養之以善鞭撻繩縛若待拘囚彼視學舍如囚獄而不肯入視師長如寇讐而不欲見規避掩覆以遂其嬉遊設詐飾詭以肆其頑鄙偷薄庸劣日趨下流是蓋驅之於惡而求其爲善也何可得乎凡訓蒙須識此意

每日清晨諸生參揖畢教者以次遍詢諸生在家所以愛親敬長之心得無懈忽未能眞切否溫凊定省之儀得無虧缺未能實踐否往來街衢步趨禮節得無放蕩未能謹飭否一應言行心術得無欺妄非僻未能忠信篤敬否諸童子務要各以實對有則改之

無則加勉敎者復隨時就事曲加誨諭開發然後各退案肄業

午後敎之習禮或拜跪應對之節或揖讓升降之儀須令澄心肅慮審其儀節度其容止毋忽而惰毋沮而詐毋徑而野從容而不失之迂緩修謹而不失之拘局久則體貌習熟德性堅定矣

凡授書不在徒多但貴精熟量資稟能二百字者止可授以一百字常使其精神力量有餘無厭苦之患而有自得之美諷誦之餘務要專心一志口誦心維字字句句紬繹反覆抑揚其音節寬虛其心意久則義理浹洽聰明日開矣

孫簡肅家規

生子胎教其載古語及能言能行能食時便常防其放逸言常教其明誠行常教其後長食常教其毋遝絜衣常教其習布素慎擇嚴正童子師檢約以灑掃應對進退儀節及十五成童時情竇初開利欲易動立志爲先孔子十五志於學學者格致誠正蓋自初學至於聖人只是成就此志而已

生子質敏才俊可憂勿喜便思豫加防檢陶習謙厚禁絕浮誇傲誕者與之遊處庶可成遠大之器

義門鄭氏家規

每旦家長中坐男女分坐左右令未冠子弟朗誦男

女訓戒之詞男訓曰人家之盛衰皆係於積善積惡而已何謂積善居家則孝弟處事則仁慈凡所以濟人者皆是也何謂積惡恃己之勢以自强尅人之財以自富凡所以欺心者皆是也女訓曰家之和與不和皆係乎婦之賢否何爲賢事舅姑必孝順奉丈夫以恭敬待娣姒以溫和接子孫以慈愛如此之類是也何謂不賢淫狎妬忌恃强凌弱搖鼓是非縱意徇私如此之類是也

朔望家長率衆參謁祠堂畢令子弟一人唱之聽聽聽凡爲子者必孝其親爲妻者必敬其夫爲兄者必愛其弟爲弟者必恭其兄聽聽聽毋徇私以妨大義

毋怠惰以荒厥事毋縱奢侈以干天刑毋用婦言以間和氣毋爲橫非以擾門庭毋耽麴糵以亂厥性有一於此既殞爾德復絕爾允瞻茲祖訓實係廢興言之再三爾宜深戒聽聽聽復令子姪敬誦孝弟故實一遍

陸文定家訓

子弟務惇孝友篤倫常毋忘貧賤而慕奢華毋長驕慢而失禮節毋私燕昵而忘檢飭毋事掊克以取怨尤益節儉所以惜福恬靜所以遺安

孝敬人倫之常然父子兄弟間或不能盡分致乖違責備爲子弟者盍亦反思我今日爲人之子日後當

爲人之父兄之視我猶我之視弟也我不能以子弟之禮善事父兄而責子弟以事父兄之禮事我爲父兄者亦思我爲子弟所以事父兄者何如而責之子弟如此則父子兄弟各盡其道而愛敬之心不容自已矣語不云乎前人標榜後人則倣

張太史絅家箴

士大夫當爲子孫造福不當爲子孫求福謹家規崇儉樸訓耕讀積陰德此造福也廣田宅結姻援爭什一觭功名此求福也造福者澹而長求福者濃而短

蔡梁村示子弟帖

吾家子弟最宜常勗以立大規模具大識見不可沾

汕爲貪目前安卑近朱子云天下事壞於懶與私最切今之弊懶則不肯勤勵學殖荒而志氣亦墮私則自至親間尙分畛域有利心尙望其有器識有所建立哉

世俗秀才株守時文一冊指望得第夢夢一生全不計及異日施設若何結局若何者此鄙陋之尤最所當戒卽學古而止以爲作文章用講學而不能躬行亦甚可恥也

衡門錄曰凡子弟所當痛戒者不一而以不聽父兄師長之言及昵比淫朋爲最若戒是二者自能尋向上去餘皆不待戒矣

自警編曰父子間不可溺小慈自少律以嚴繩以法則長無不肖之悔

彭東寰童訓十章

書生站立要端然兩脚齊收似並蓮莫一脚前一脚後將身跛倚向人前右立訓 坐時叉手肅容儀端拱安然似塑泥莫把一身偏左右謾將兩手弄東西橫肱並坐殊非禮獨處閑居亦整衣熟記魯論朱子註坐如尸也是吾師右坐訓 行時幾非莫匆匆休與顛狂柳絮同怕有崎嶇須穩重恐遭傾跌失儀容但遇親鄰深作揖若逢尊長後相從凡人皆可爲堯舜只在徐行與步中右行訓 說話從今切勿輕輕言動輒取人嗔

尊長問時從實對友朋相與見情真打誑哄人都薄了至誠應物聖賢人慎毋妄語溫公輩分付兒曹要崇行話右訓

飲食隨時飽便休不宜揀擇與貪求若隨尊長毋先舉便是同行務遜酬魚肉吃殘須勿反飲湯流啜甚堪羞遺羹讓果垂青史飲食之人乃下流右訓飲食

父母深恩等昊天兒當孝順報生全早晨先起問安否晚夕還來看坐眠懷果便知思顧養望雲心每在親邊有時打罵並嗔怒只是和顏與笑言右訓事親

師教深恩並父親尊師重道始能成百工技藝猶知本莫作忘恩負義人右訓事師

兄友弟恭弟敬兄天然倫序自分明席間務讓兄居左路上應該弟後行酒食

須兄供長名貨財切勿起爭心諄諄誨汝無他意原是同胞共乳人事右訓兄朋友之交道若何少年為弟長為哥同行共席須謙讓立志存心互切磨終日群居談道義肯存可惜莫蹉跎休論富貴與貧賤同氣相求受益多右訓處友讀書端的要專心義禮求明辨字音諷誦務宜多遍數晨昏須是細推尋聖賢經傳同天地善行嘉言無古今誠向此中求受用一生勝積萬籯金右訓讀書

達生編小引

胎產非患也而難產則爲人患人患不殄則歸之於天天何尤乎亦惟求之人事而已此編專爲難產而設儻能熟看謹行皆可先生如達於是人患弭而天德協矣然知之而不言非也聞之而不傳亦非也好生者見之宜爲廣布有力者重刻通行無力者手鈔普送口授於人隨分所至未必非吾儒同胞同與之一事也此編揣摩印證委係無疑凡重刻手鈔時不必改動尤不必增入方藥以相矛盾耳

康熙乙未天中節亟齋居士記於南昌郡署之西堂